KARIN SCHUTT

Mein *Begleiter* durch die Schwangerschaft

Persönliche Informationen

Notieren Sie hier alle persönlichen Angaben, die in den nächsten Monaten bis zur Geburt Ihres Kindes wichtig sein können.

Mein Name

Meine Adresse

Telefonnummer

Mobil

Geschäftsanschrift

Telefonnummer

Krankenversicherung

Versicherungsnummer

Telefonnummer

Mein Geburtstag

Meine Blutgruppe

Blutgruppe meines Partners

Voraussichtlicher Geburtstermin unseres Babys

Wichtige medizinische Informationen

Wichtige Telefonnummern und Adressen

Nur für den Fall der Fälle: Notieren Sie hier bitte alle Adressen und Telefonnummern, damit Sie oder eine andere Person diese schnell zur Hand haben.

Mein Frauenarzt/meine Frauenärztin

Telefonnummer

Meine Hebamme

Adresse

Telefonnummer

Mein Hausarzt

Adresse

Telefonnummer

Geburtsklinik/Geburtshaus

Telefonnummer

Telefonnummer des nächsten Taxistandes

Mein Partner

Telefonnummer/n

Inhalt

2 Vorsorge & Geburtsvorbereitung

Herzlichen Glückwunsch, Mama!

Sie ahnten etwas oder wussten es vielleicht schon im Moment der Empfängnis: Das Wunder ist geschehen – Sie sind schwanger! Mit dieser Erkenntnis schien für Sie vielleicht einen Moment lang die Erde stillzustehen und alles andere um Sie herum verlor an Bedeutung. Sie lauschten nach innen, um etwas von der Anwesenheit dieses geheimnisvollen Wesens in Ihrem Körper zu erspüren. Noch war es dazu zu früh, dennoch fühlten Sie sein Dasein auf eine Weise, die nur eine werdende Mutter empfinden kann: In diesem besonderen Augenblick hießen Sie Ihr Kind von ganzem Herzen willkommen!

Was dann kommt, ist ein einziges wundervolles Abenteuer. Mit jedem Tag Ihrer Schwangerschaft offenbart Ihnen Ihr Körper, wie selbstverständlich er sich an den anderen Umstand anpassen kann. Von dieser spannenden Geschichte des Lebens möchte ich Ihnen in diesem Buch erzählen und es Ihnen zugleich als nützlichen Begleiter ans Herz legen. Außerdem gebe ich Ihnen darin viele wertvolle Tipps, damit Sie als baldige Mama gesund und munter bleiben. Und noch etwas Besonderes hat Ihnen dieses Büchlein zu bieten: Sie finden darin nicht nur Platz für Ihre eigenen Gedanken, sondern auch für Ihren Mutterschaftspass sowie die Ultraschallaufnahmen Ihres kleinen Sonnenscheins.

Von einer erfahrenen zu einer werdenden Mama – meine wichtigste Botschaft für Sie lautet: Sie schenken neues Leben! Das ist und bleibt eines der größten Wunder überhaupt. Genießen Sie diese außergewöhnliche Zeit ganz bewusst und vertrauen Sie im Lauf der nächsten Monate der Weisheit Ihres Körpers.

Auch ich heiße Ihr Baby ganz herzlich willkommen!

Ihre

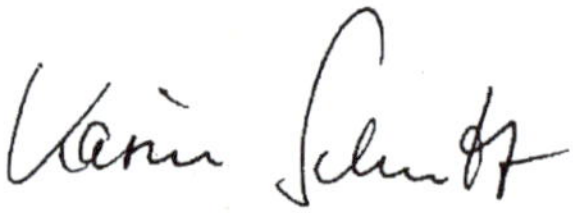

1. Monat *1. bis 4. Schwangerschaftswoche*

Es ist immer ein Wunder ...

»Wir wissen, wie sich das Licht bricht. Aber das Licht bleibt ein Wunder. Wir wissen, wie die Pflanze wächst, aber die Pflanze bleibt ein Wunder. So ergeht es uns mit allen Dingen auf dieser Welt: Wir besitzen Kenntnisse, doch die Schöpfung bleibt ein Wunder.« Albert Schweitzer

Was sich bei Ihnen verändert

Ihre Hormone sorgten wie in jedem Monat dafür, dass sich in Ihren Eierstöcken ein Eibläschen (Follikel) bilden konnte. Sobald die Eizelle darin reif war, gaben andere Botenstoffe zwischen dem 12. und dem 17. Tag Ihres Monatszyklus das Signal zum Eisprung. Das Eibläschen platzt dabei auf und gibt die Eizelle frei. Der Eileiter legt dann sein trichterförmiges Ende über die Eizelle und sorgt dafür, dass sie in den Eileiter hineingespült wird. Hier erst kann die Eizelle von einer Samenzelle befruchtet werden. Gerade einmal zwölf bis 24 Stunden lang war Ihre Eizelle dabei befruchtungsfähig. Und genau in dieser Zeitspanne fand zwischen Ihrem Liebsten und Ihnen das statt, was sich in Ihrem Körper nur wenig später noch einmal auf anderer Ebene abspielen wird: Sie vereinigten sich im Liebesakt.
Der zurückgebliebene Follikel entwickelt sich anschließend zu einem rundlichen, gelben Körper, dem sogenannten Gelbkörper. Er beginnt mit der Bildung des Hormons Progesteron. Dieses erhält die Schwangerschaft in der Anfangszeit.

Wie alles beginnt

Trotzdem bemerken Sie von der wunderbaren Veränderung, die sich ab jetzt in Ihrem Körper abspielt, erst einmal gar nichts. Dabei arbeiten Ihre Hormone schon nach dem Verschmelzen von Spermium und Eizelle auf Hochtouren. Kurz nach der Befruchtung bemerken Sie das anhand einiger Symptome, die Sie nicht unbedingt mit einer Schwangerschaft verbinden: Ihre Nase ist wie bei einem Schnupfen leicht verstopft und Sie bilden mehr Speichel im Mund. Ihre Stimmungslage ist durchwachsen. Sie sind sehr sensibel, brechen beim geringsten Anlass in Tränen aus und können oft gar nicht fassen, was in diesen Tagen und Wochen mit Ihnen geschieht. Oder Sie verhalten sich gereizter und kommen mit Stresssituationen nicht mehr so gut klar. Beim Einnisten der befruchteten Zellkugel (Morula) in Ihrer Gebärmutter kann es dann sogar etwas bluten, was Sie vielleicht zunächst mit einer normalen Regelblutung verwechseln.
Noch deutet nichts so richtig darauf hin, dass sich ab nun Ihr ganzes Leben verändern wird. Erst gegen Ende des ersten Monats zeigt Ihr Körper eindeutige Anzeichen für eine Schwangerschaft. Aber auch dieser Zeitabschnitt geht vorüber und Körper und Seele werden mit den Neuerungen, die die nächsten Monate des Wachsens und Werdens mit sich bringen, im Einklang sein.

WICHTIG

Die ersten Anzeichen einer Schwangerschaft

- Leichte (Morgen-)Übelkeit
- Erhöhte Sensibilität
- Müdigkeit
- Berührungsempfindlichkeit und Spannungsgefühl der Brüste
- Plötzliche Abneigung gegen bestimmte Gerüche oder Düfte
- Heißhungerattacken
- Häufiger Harndrang
- Schwäche oder Schwindelgefühle
- Leichte, dunkle Blutung, Ziehen im Unterleib

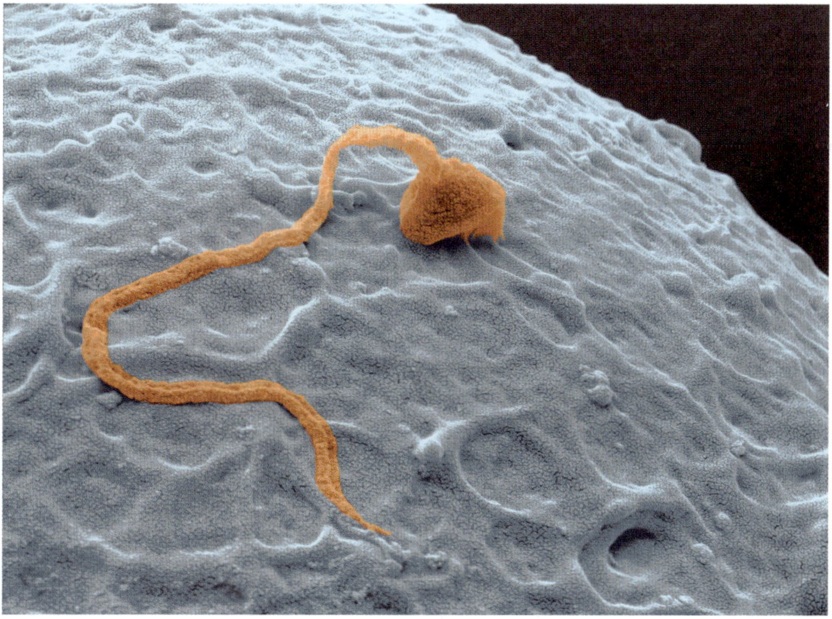

Es beginnt eine einzigartige Zeit und ein neues Leben: Ein Spermium auf dem Weg in eine Eizelle.

So entwickelt sich Ihr Baby

Sobald ein Spermium in die weibliche Eizelle eingedrungen ist, vereinigen sich die beiden: Sechs Tage benötigt der so entstandene Zellhaufen (Morula) dann für seine Reise in die Gebärmutter. Dort nistet sich die jetzt aus 70 bis 100 Zellen bestehende Minikugel in der Gebärmutterschleimhaut ein.

Nun wird die zukünftige Versorgungsstation Ihres Babys – der Mutterkuchen (Plazenta) – aufgebaut. Sie verbindet sich an der Stelle der Einnistung mit der Gebärmutterwand. Ungefähr am zwölften Tag nach der Befruchtung vereinigen sich die Gefäße in der Plazenta dann zu einer Nabelschnur und in der Fruchtblase bildet sich Fruchtwasser. In diesem warmen und kuscheligen Umfeld wird Ihr Baby heranwachsen. Von nun an versorgen Sie über Ihr Blut das reiskorngroße Wesen in Ihrem Bauch mit allen wichtigen Nährstoffen und mit Sauerstoff.

HURRA, ICH BIN SCHWANGER!

Wann hatte ich die Gewissheit, dass ich schwanger bin?

Wo war ich in diesem Moment?

Wer war bei mir?

Wie fühlte ich mich?

Wie hat dein zukünftiger Papa reagiert?

Wie haben deine Großeltern, Tanten und Onkel reagiert?

Wenn ich jetzt an dich denke, dann ...

WIE ICH MICH FÜHLE

Wie geht es mir körperlich?

Was macht mir gerade zu schaffen?

Wie steht es um meine Stimmung?

Welche Träume habe ich?

Auf was habe ich besonders Lust und Appetit?

Welche besonderen Ereignisse gab es in diesem Monat?

2. Monat *5. bis 8. Schwangerschaftswoche*

Ein neues Leben entsteht

»Noch bevor Sie wissen, dass Sie schwanger sind, ist der Plan für den Körper Ihres Babys bereits gestaltet.«

Prof. Dr. Lesley Regan

Was sich bei Ihnen verändert

Ihre Regel ist in diesem Zyklus ausgeblieben: Erste Gewissheit schenkt Ihnen ein Schwangerschaftstest. Mit ihm lässt sich das Hormon HCG (Humanes Choriongonadotropin) im Urin nachweisen. Es sorgt für das Wachstum der Fruchtblase und erhöht die Produktion des schwangerschaftserhaltenden Hormons Progesteron, damit Ihr Baby sicher wachsen kann.

Jetzt ist es sicher

Etwa zwei Wochen nach Ausbleiben Ihrer Menstruationsblutung kann Ihnen Ihr Frauenarzt auch per Ultraschalluntersuchung Ihre Schwangerschaft bestätigen. Ob Erfüllung eines lang ersehnten Wunsches oder unerwartete Überraschung – jetzt steht es fest: Sie bekommen ein Baby und werden Mutter und Vater! Auf dem Ultraschallbildschirm können Sie erkennen, dass sich das Ei in Ihrer Gebärmutter eingenistet hat.

INFO

Ihre Gebärmutter ist in der 8. Schwangerschaftswoche etwa so groß wie eine Mandarine.

SCHWANGERSCHAFTSTESTS

Alle handelsüblichen Tests weisen das Schwangerschaftshormon HCG nach. Dieses bildet sich unmittelbar nach der Befruchtung und verdoppelt sich normalerweise innerhalb von 48 Stunden.

Frühtests

Wo bekomme ich sie?
Ohne Rezept in der Apotheke.
Wann kann ich sie durchführen?
Sechs Tage vor Ausbleiben der Regel.
Wie zuverlässig ist das Ergebnis?
Eher unzuverlässig.

Urintest

Wo bekomme ich ihn?
In der Apotheke oder im Drogeriemarkt.
Wann kann ich ihn durchführen?
Zwei Tage nach Ausbleiben Ihrer Regel, am besten morgens.
Was wird nachgewiesen?
Das Schwangerschaftshormon HCG.
Wie zuverlässig ist das Ergebnis?
Zu 97 Prozent verlässlich.
Wichtig: Lesen Sie vorher die Gebrauchsanweisung und trinken Sie möglichst nichts. Zu viel Flüssigkeit kann den Nachweis des Schwangerschaftshormons (HCG) erschweren.

Blutbild

Wo wird es angefertigt?
In der Praxis Ihres Frauenarztes.
Wann kann es gemacht werden?
Bereits acht bis zwölf Tage nach der Befruchtung.
Was wird nachgewiesen?
Das Schwangerschaftshormon HCG im Blutserum. Außerdem werden beim ersten Blutbild auch Ihre Blutgruppe und Antikörper gegen bestimmte Krankheiten bestimmt.
Wie zuverlässig ist das Ergebnis?
Sehr zuverlässig. Außerdem kann Ihr Arzt jetzt den voraussichtlichen Geburtstermin errechnen.

Ultraschalluntersuchung

Wann nimmt sie mein Frauenarzt vor?
Wenn Ihre Menstruationsblutung länger als 14 Tage ausgeblieben ist. Im Fall einer Schwangerschaft ist das in der sechsten Schwangerschaftswoche. Auch eine Vaginaluntersuchung findet statt.
Was für Ursachen kann es noch für ihr Ausbleiben geben?
Stress oder Zyklusstörungen.
Was wird dabei genau untersucht?
Mit dem Ultraschallgerät kann die Lage des Embryos bestimmt werden.

Von jetzt an wird alles anders

In Ihrem Körper laufen schon seit einiger Zeit enorme Veränderungen ab, um Ihrem Baby ein geschütztes und wohliges Umfeld zu bieten, in dem es bis zu seiner Geburt wachsen und heranreifen kann. Auch Ihr Denken und Ihr Gefühlsleben sind diesen umwälzenden Veränderungen unterworfen: Sie spüren, dass jetzt die Zeit des Abschiednehmens von Ihrem alten Leben gekommen ist und eine neue, große und sehr spannende Lebensphase beginnt. Das kann mitunter traurig machen, wird aber zunehmend von Gefühlen der Zuversicht, unglaublichen Freude, Gelassenheit und inneren Stärke abgelöst. Jede Frau erlebt diese Zeit anders!

Himmelhoch jauchzend, zu Tode betrübt …

In der nächsten Zeit kann Ihr Hormonhaushalt auch Ihr seelisches Gleichgewicht ganz schön durcheinanderbringen: Sie sind übersensibel, müde oder weinen leicht. Sprechen Sie über ihre Gefühle mit Ihrem Partner, Ihrer Mutter oder einer guten Freundin, das bringt Erleichterung. Möglicherweise macht Ihnen Morgenübelkeit zu schaffen oder Sie ertragen bestimmte Gerüche, Düfte und Geschmacksrichtungen nicht mehr. Zudem spüren Sie vielleicht ein leichtes Ziehen im Unterleib: Keine Sorge, Ihre Gebärmutter wächst und die Bänder, mit denen sie am Becken verankert ist, dehnen sich. Auch Ihr Herz schlägt ein paar Takte schneller, um mehr Blut durch die Gefäße zu pumpen, und Ihre Atemfrequenz erhöht sich. Wundern Sie sich also nicht, wenn Sie öfter mal außer Puste geraten. Und: Aufgrund der Umwälzungen in Körper und Seele sind Sie schneller müde als sonst. Gönnen Sie sich deshalb viel Ruhe!

Nicht vergessen!

Denken Sie bitte daran, in der nächsten Zeit bei Ihrem Frauenarzt oder Ihrer Frauenärztin anzurufen, um den ersten Termin zur Vorsorgeuntersuchung (11. SSW) zu vereinbaren.

So entwickelt sich Ihr Baby

Auf dem Ultraschallbild in der Praxis Ihres Frauenarztes oder Ihrer Frauenärztin können Sie ein längliches Gebilde erkennen. Jetzt bildet sich das sogenannte Neuralrohr in dem kleinen Wesen – Ihrem Baby. Das ist die erste Entwicklungsstufe seines zentralen Nervensystems. Aus dem Neuralrohr entstehen später das Rückenmark sowie das Gehirn des Kleinen.
Wenn Sie noch keine Folsäure einnehmen, sollten Sie jetzt damit beginnen. Das Vitamin ist wichtig, um die Ausbildung des Neuralrohrs zu fördern. Ihr Frauenarzt nennt Ihnen geeignete Präparate. Was jedoch alle werdenden Mamas (und Papas, die bei dieser Untersuchung natürlich auch dabei sein können) weit mehr berühren dürfte: In diesem winzig kleinen Körper schlägt bereits unermüdlich ein Herz – noch nicht größer als ein Mohnsamen!

WICHTIG

Ab der fünften Woche nennt man das kleine Wesen »Embryo« (griech.: »neugeboren«). Jeder Embryo entwickelt sich in seinem eigenen Tempo. Betrachten Sie die Stadien der vorgeburtlichen Entwicklung Ihres Kindes deshalb nur als ungefähre Richtschnur und lassen Sie sich nicht verunsichern, wenn der eine oder andere Entwicklungsschritt langsamer verläuft als »vorgesehen«.

Hände und Füße sind als Knospen angelegt und Ihr Embryo macht damit erste, aber für Sie noch nicht spürbare Bewegungen. Sein Kopf macht etwa die Hälfte seines gesamten Körpers aus. Während der siebten Woche sehen Sie dann die Nasenspitze Ihres Winzlings als Profil hervortreten. Seine ersten Bewegungen gleichen einem sanften Hin- und Herpendeln in seiner noch sehr geräumigen Fruchtwasser-Badewanne - und kurze Zeit später kann es seinen Kopf zum ersten Mal bewegen. Nieren und Leber nehmen ebenfalls langsam Formen an, während die Lunge noch aus einer Röhre besteht. Gegen Ende des Monats sind alle inneren Organe Ihres Kindes angelegt, und das bei einer Körpergröße von nur etwa 30 Millimeter und einem Fliegengewicht unter zehn Gramm.

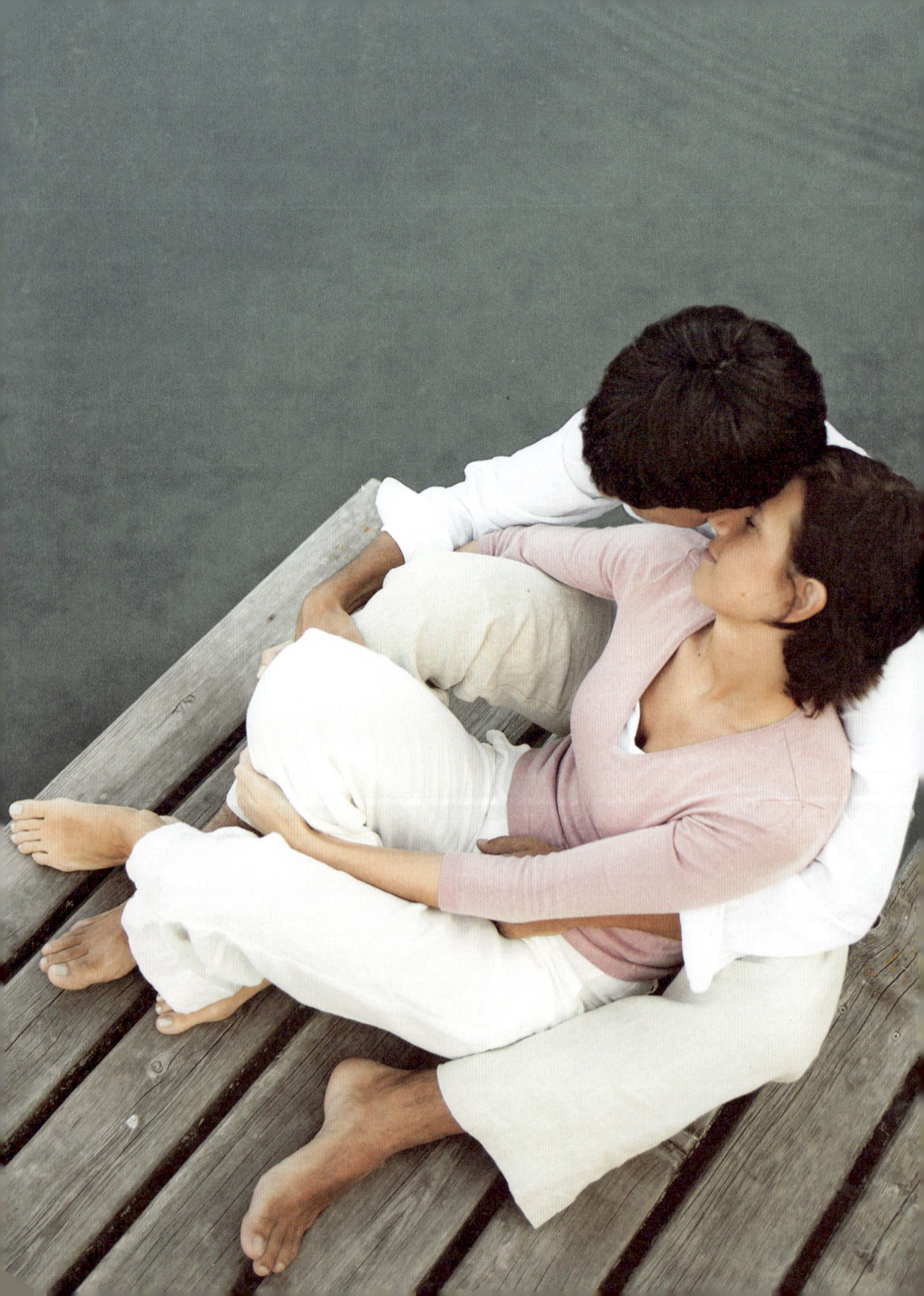

WIE ICH MICH FÜHLE

Wie geht es mir körperlich?

Was macht mir gerade zu schaffen?

Wie steht es um meine Stimmung?

Welche Träume habe ich?

Auf was habe ich besonders Lust und Appetit?

Welche besonderen Ereignisse gab es in diesem Monat?

3. Monat *9. bis 12. Schwangerschaftswoche*

Willkommen im Mama-Club!

»Eine Frau, die es gewohnt ist, ihr Leben selbst zu bestimmen und Pläne zu machen, ohne darüber nachzudenken, ob ihr Körper das auch mitmacht, kann von den emotionalen und körperlichen Veränderungen in der Frühschwangerschaft völlig überrannt werden.« Sheila Kitzinger

Was sich bei Ihnen verändert

Morgenübelkeit, schnell aus der Puste und Erschöpfung – die hormonelle Umstellung Ihres Körpers, aber auch Ihre seelische Verfassung kann Ihnen in diesem Monat noch etwas zu schaffen machen. Deshalb: Achten Sie gut auf sich! Ihr Körper befindet sich in einer wichtigen Umbauphase. Nehmen Sie sich Auszeiten und geben Sie Ihrem Bedürfnis nach Ruhe nach – Sie brauchen das jetzt! Zudem gibt es echte Sonnenseiten in dieser Phase, denn in den nächsten Wochen werden Sie von Tag zu Tag schöner: Da Ihr Körper jetzt vermehrt Wasser speichert, ist Ihre Haut zarter und Ihre Gesichtszüge sind weicher. Ihre Silhouette kann jetzt schon weicher und weiblicher wirken, auch wenn Ihr Gewicht unverändert ist. Das liegt nicht zuletzt daran, dass Ihre Brüste jetzt voller werden. Fangen

INFO

Ihre Gebärmutter hat in der 10. Woche etwa die Größe einer Orange!

Sie an, einen gut sitzenden, verstellbaren BH zu tragen. Gegen Ende dieses Schwangerschaftsmonats lässt die lästige Übelkeit – die übrigens längst nicht allen Frauen zu schaffen macht – normalerweise nach. Auch die Müdigkeit weicht allmählich und Sie gewinnen Ihre Vitalität zurück. Manche Frauen leiden von Anfang der Schwangerschaft an bis zu Beginn der 14. Woche unter Erschöpfungszuständen oder Gefühlsschwankungen. Bei anderen dauert dieser Zustand nur ein, zwei Wochen lang. Aber machen Sie keine Sorgen: Diese ganz normalen Stimmungsschwankungen, Ängste und kurzen Phasen von Niedergeschlagenheit, die wohl jede Schwangerschaft zu Beginn begleiten, machen Ihrem Baby nichts aus.
Der dritte Monat gilt nicht umsonst als ein kritischer Monat, schließlich prüft Ihr Körper jetzt noch, ob sich bei Ihnen oder dem kleinen Wesen in Ihrem Bauch alles gesund entwickelt. Seien Sie deshalb schon in dieser sehr frühen Phase Ihrer Schwangerschaft besonders gut zu sich. Alles, was nun geschieht, ist von der Natur gegeben.

Nicht vergessen!

Wenn Sie ganz auf der sicheren Seite sein möchten, sollten Sie sich schon am Ende der elften Schwangerschaftswoche um die Buchung eines Geburtsvorbereitungskurses bemühen. Diese sind oft schon sehr früh belegt. Erkundigen Sie sich bei Ihrem Frauenarzt, in der nächsten Geburtsklinik oder dem nächsten Geburtshaus nach Adressen:

So entwickelt sich Ihr Baby

Nach der neunten Woche ist aus dem Embryo ein »Fetus« (griech.: »der Jüngste«) geworden. Seine Arme und Beine sind jetzt erkennbar und eine dünne Hautschicht umhüllt seinen Körper. Auch seine Ohren entwickeln sich, ebenso wie die Augenstrukturen und Zahnkeime im Kiefer. Jetzt sind auch die Geschlechtsorgane angelegt. Nur, ob Sie einen kleinen Jungen oder ein Mädchen bekommen werden, kann man so früh noch nicht erkennen.
Nun wird auch die Länge Ihres Babys vom höchsten Punkt seines Kopfes bis zum Steiß (Gesäß) gemessen. Da Ihr Kleines mit angewinkelten Beinchen in der Fruchtblase schwebt, werden diese nicht vermessen. Es ist also immer größer, als die Scheitel-Steiß-Länge (SSL) angibt. Das Schönste zum Schluss: Bei der Ultraschalluntersuchung in diesem Monat zum Ende der ersten Entwicklungsphase (1. Trimester) können Sie zum ersten Mal den Herzschlag Ihres Babys nicht nur sehen, sondern auch hören!

So viel wiegt mein Baby jetzt: 10–14 Gramm

So groß ist mein Baby jetzt: 4–6 cm (SSL)

Ob es ein Mädchen oder ein Junge wird, kann man ab dem fünften Monat feststellen.

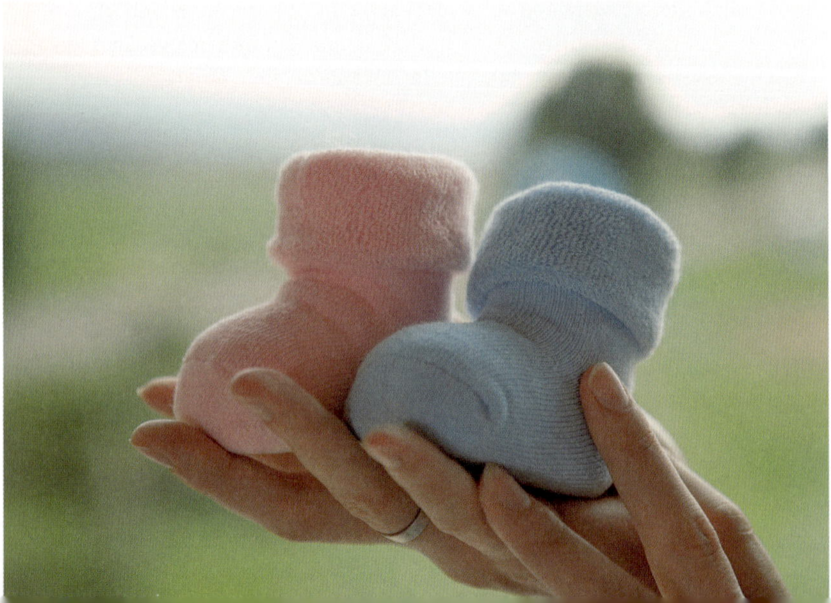

WIE ICH MICH FÜHLE

Wie geht es mir körperlich?

Was macht mir gerade zu schaffen?

Wie steht es um meine Stimmung?

Welche Träume habe ich?

Auf was habe ich besonders Lust und Appetit?

Welche besonderen Ereignisse gab es in diesem Monat?

4. Monat *13. bis 16. Schwangerschaftswoche*

Ein Mini-Mensch wächst heran

»Jeder Mensch ist einzigartig. Bislang hat die Wissenschaft noch keine zwei Individuen gefunden, die biologisch vollkommen übereinstimmen.« Prof. Dr. Bruce Lipton

Was sich bei Ihnen verändert

Jetzt beginnt das zweite Drittel (2. Trimester) Ihrer Schwangerschaft. Von nun an läuft alles glatter: Eventuelle Anfangsbeschwerden haben endgültig nachgelassen, Sie sind voll in Ihrer Kraft und können Ihren gewohnten Alltagsaktivitäten, Ihrem Beruf oder Ihrem Sport nachgehen. Auch gefühlsmäßig ruhen Sie jetzt in sich und blicken gelassen und gestärkt in die Zukunft. Ihr Körper verändert sich jetzt wahrnehmbar: Vielleicht haben Sie in den ersten Schwangerschaftswochen eher abgenommen. Jetzt, mit Abklingen der Übelkeit, fällt es oft nicht so leicht, Versuchungen zu widerstehen. Genießen Sie es, dass Sie wieder normal essen können, und gönnen Sie sich und Ihrem Baby nur das Allerbeste!

Gegen Ende dieses Monats wölbt sich Ihr Bauch dann ganz leicht nach vorne. Ihre Schwangerschaft wird langsam sichtbar. Seien Sie stolz darauf und pflegen Sie Ihre Haut mit Funktionsölen und Massagen.

INFO

Am Ende Ihrer 16. Schwangerschaftswoche ist Ihre Gebärmutter schon in etwa so groß wie eine kleine Melone.

So sorgen Sie für Ihr Kind

Jetzt brauchen der wachsende Fetus und seine Plazenta ein Viertel Ihrer Blutmenge, um optimal mit Nährstoffen und Sauerstoff versorgt zu werden. Zudem steigern alle Ihre Organe Ihre Funktionen, damit Ihr Kind wachsen kann. Wurde Ihre Gebärmutter vor Ihrer Schwangerschaft nur mit etwa zwei Prozent der Blutmenge versorgt, so fließen jetzt 30 bis 40 Prozent mehr Blut durch die Gefäße. Um die größere Blutmenge durch Ihren Körper schleusen zu können, weiten sich Ihre Gefäße: Das Hormon Östrogen übernimmt dabei die Aufgabe, während Ihrer Schwangerschaft Ihre Blutgefäße weiterzustellen und sie querschnittsmäßig zu vergrößern. Versorgen Sie Ihren Körper und Ihr Baby mit genügend Vitaminen, Mineralstoffen und Spurenelementen. Je abwechslungsreicher Ihre Ernährung und je hochwertiger die Lebensmittel sind, die Sie verzehren, desto besser.

Nicht vergessen!

- Sollten Sie berufstätig sein, vereinbaren Sie einen Termin bei Ihrem Arbeitgeber oder Ihrem Chef, um ihn über Ihre Schwangerschaft zu informieren.

  Termin: ______________________________

- Wenn Sie in einer **Geburtsklinik** entbinden möchten, ist jetzt der richtige Zeitpunkt, um sich anzumelden.
- Klären Sie mit Ihrer **Krankenkasse** ab, welche Leistungen von ihr oder einer Zusatzversicherung übernommen werden (Einzelzimmer werden beispielsweise oft nicht übernommen).
- Stichwort **Vaterschaftsanerkennung**: Unverheiratete Paare können die Vaterschaft schon während der Schwangerschaft auf dem Standesamt oder Jugendamt kostenlos eintragen lassen. Folgende Unterlagen werden dazu benötigt: Zustimmungserklärung der Mutter, Ausweise sowie die Geburtsurkunden der Eltern.

Arbeitgeber informieren

Informieren Sie nach dem dritten Schwangerschaftsmonat sofort Ihren Arbeitgeber mündlich und schriftlich (besorgen Sie sich dazu eine Bescheinigung vom Frauenarzt).

Kündigungsschutz

Er besteht während der Schwangerschaft bis vier Monate nach der Geburt sowie in der Elternzeit.

Unwohlsein

Sollten Sie sich nicht wohlfühlen oder liegen müssen, lassen Sie sich bitte vom Frauenarzt krankschreiben.

Vorsorgeuntersuchungen

Für Ihre Vorsorgeuntersuchungen ist Ihr Arbeitgeber verpflichtet, Sie ohne Verdienstausfall freizustellen.

Schutz vor Risikofaktoren

Schwere körperliche oder unfallträchtige Tätigkeiten, wie der Umgang mit schädlichen Stoffen, Arbeiten bei großem Lärm, Hitze, Kälte oder Nässe sind verboten. Nach dem dritten Monat sind Tätigkeiten in oder auf Fahrzeugen für Schwangere, zum Beispiel als Busfahrerin oder Flugbegleiterin, untersagt.

Sonn- und Feiertagsarbeit

Sonn- und Feiertagsarbeit sowie Schichtdienst zwischen 20 und 6 Uhr sind verboten. Ausnahmen gelten für Krankenhäuser, das Gastgewerbe und Kulturbetriebe wie das Theater. Ansprechpartner ist für Sie und/oder Ihren Chef das Gewerbeaufsichtsamt oder das Arbeitsschutzamt des Bundeslandes, in dem Sie leben. Werdende und stillende Mütter dürfen nicht mehr als achteinhalb Stunden am Tag arbeiten.

Mutterschutz

Er beginnt für Angestellte sechs Wochen vor dem errechneten Geburtstermin und dauert bis acht Wochen nach der Geburt. Sollten Sie Mehrlinge oder ein Frühchen bekommen, verlängert sich die Schutzfrist auf zwölf Wochen nach der Geburt.

- Arbeiten Sie Ihre Projekte so zu Ende, dass Ihre Vertretung sie problemlos übernehmen kann und verabschieden Sie sich freundlich von allen.
- Lassen Sie Ihren Vorgesetzten wissen, dass Sie eine klare, gute Übergabe gemacht haben. Das bringt Pluspunkte, vor allem wenn Sie nach der Geburt wieder zurück in Ihren Beruf möchten.

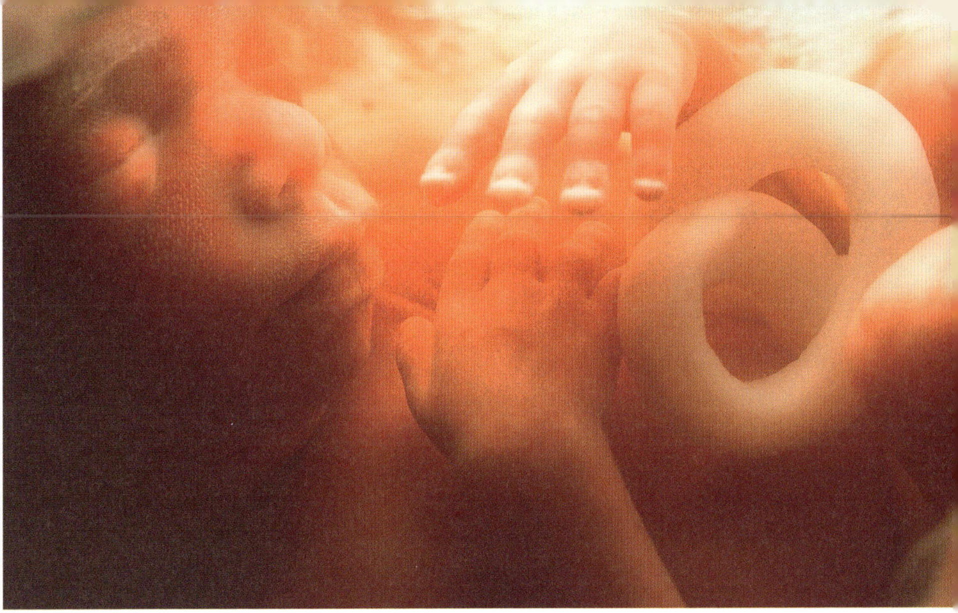

Rasch gewinnt der kleine Träumer in Ihrem Bauch an Profil. Auch die Fingernägel bilden sich.

So entwickelt sich Ihr Baby

Der kleine Körper ist nun fast ganz ausgebildet und seine Organe funktionieren. Ihr Baby imitiert jetzt bereits Atembewegungen, obwohl die Atemfunktion noch nicht vorhanden ist. Dabei gelangt Fruchtwasser in die Lungen, das dann wieder »ausgeatmet« wird. Ihr Kleines kann sein Gesicht verziehen und übt Schlucken und Saugen mit Fruchtwasser. Auch seine Stimmbänder sind ausgebildet. Auf seiner dünnen Haut wächst ein Haarflaum (Lanugo). Er hält Ihr Kind warm, solange es noch keine Fettschicht angelegt hat. Sein Kopf nimmt jetzt normale Proportionen ein, die Gliedmaßen verlängern sich und die kleinen Hände sind voll ausgebildet. Ende des Monats wird Ihr Kleines aktiver: Es rudert, strampelt, dreht sich und schlägt Purzelbäume. Natürlich ist das viele Üben für die Zeit nach der Geburt anstrengend. Deshalb schläft Ihr Winzling täglich etwa 20 Stunden.

So viel wiegt mein Baby jetzt: 70–100 Gramm

So groß ist mein Baby jetzt: 9–12 cm (SSL)

MAMAS NEUE KLEIDER

Aus Ihrer normalen Garderobe dürften Sie nun »herausgewachsen« sein. Angenehm sind jetzt bequeme Kleidungsstücke.

- ☐ Schuhe mit eher flachen Absätzen fürs Büro
- ☐ Sneakers (Sportschuhe)
- ☐ BHs mit breiten, elastischen Trägern und in passender Körbchengröße
- ☐ Slips mit dehnbaren Bündchen
- ☐ Hosen, Jeans und Röcke mit verstellbarem Bund
- ☐ Kleider
- ☐ Tops
- ☐ Stoffgürtel
- ☐ Söckchen und Strümpfe mit elastisch-weichem Bund
- ☐ rutschfeste Socken
- ☐ bei Bedarf Stützstrümpfe (gibt es auf Rezept)
- ☐ bequeme Sport- oder Trainingskleidung
- ☐ Jäckchen
- ☐ Strickjacke
- ☐ Pullis
- ☐ Nachthemden (mit Knöpfen)
- ☐ weite T-Shirts
- ☐ passende Jacke oder Mantel
- ☐ eventuell Abendgarderobe
- ☐ Badeanzug

Für Gesundheit und Körperpflege:

- ☐ eine Waage zur Überprüfung Ihres Gewichts
- ☐ ein Maßband für den Bauchumfang
- ☐ ein Stillkissen zum bequemen Schlafen
- ☐ Funktionsöl zur Massage von Bauch, Beinen und Brüsten
- ☐ Massageöl für den Rücken
- ☐ im Sommer Sonnencreme mit hohem Lichtschutzfaktor

WIE ICH MICH FÜHLE

Wie geht es mir körperlich?

Was macht mir gerade zu schaffen?

Wie steht es um meine Stimmung?

Auf was habe ich besonders Lust und Appetit?

Welche besonderen Ereignisse gab es in diesem Monat?

5. Monat *17. bis 20. Schwangerschaftswoche*

Die Zeit des Wohlfühlens

»Ein Mann, der die Wandlung zum Vater aktiv mitmacht, will sich um sein Kind kümmern« James Torr

Was sich bei Ihnen verändert

Ihr Bäuchlein hat jetzt Form angenommen: Unterhalb Ihres Nabel ist eine deutliche Wölbung zu sehen. Auch Ihre Brüste werden immer voller und Ihre Brustwarzen färben sich durch das Pigment Melanin dunkler. Die sogenannte Linea nigra, eine dunkle Pigment-Linie, kann nun in der Bauchmitte zu Tage treten. Hier strecken sich Ihre Bauchmuskeln, um Ihrer wachsenden Gebärmutter genügend Platz zu verschaffen. Nach der Geburt verschwindet die Linie wieder.

Genießen Sie Ihr tolles Aussehen und machen Sie sich schön! Noch können Sie das eine oder andere Lieblingsteil aus Ihrem Schrank mit ein paar Tricks auf bequem umfunktionieren. Oder Sie leihen sich aus den Beständen von Freundinnen etwas aus. Gönnen Sie sich aber auch ruhig ein paar neue, schöne Kleidungsstücke. Das tut Ihnen als kleine Verwöhneinheit zwischendurch gut. Viele Designer und Bekleidungsketten haben sich auf werdende Mamas eingestellt. Auch im Internet finden Sie gute Adressen (siehe Seite 159).

INFO

Ihr Baby hat den Gebärmutterfundus jetzt bis zur Mitte zwischen Ihrem Schambein und Ihrem Nabel hochgedrückt.

So entwickelt sich Ihr Baby

In diesem Monat geht es für Ihr Baby darum, an Gewicht zuzulegen und zu wachsen: Fettgewebe unter der Haut wird aufgebaut. Mithilfe dieser Isolationsschicht kann Ihr Neugeborenes später Körperwärme speichern und kühlt nicht so schnell aus. Auch die Entwicklung seiner Sinne geht in Riesenschritten vonstatten: Hinter seinen geschlossenen Lidern kann Ihr Kleines Hell und Dunkel wahrnehmen; auch hört es alle Geräusche im Mutterleib, wie Ihren Herzschlag.
Nun bilden sich winzige, schmale Rillen an den Fingerkuppen: sein unverwechselbarer Fingerabdruck. Auch die Geschlechtsorgane werden größer. So kann Ihr Arzt oder Ihre Ärztin bei der nächsten Ultraschalluntersuchung mit großer Wahrscheinlichkeit erkennen, ob Sie einen Jungen oder ein Mädchen bekommen. Wenn Sie sich überraschen lassen wollen, sagen Sie Ihrem Arzt vorher Bescheid.

So viel wiegt mein Baby jetzt: 140–300 Gramm

So groß ist mein Baby jetzt: 13–16 cm (SSL)

Nicht vergessen!

- Vereinbaren Sie einen Termin für Ihre 4. Vorsorgeuntersuchung.

  Termin: ______________________

- Suchen Sie sich eine **Hebamme**.
- Höchste Zeit, eine **Geburtsklinik** zu suchen, wenn Sie sich nicht bereits in einer Klinik angemeldet haben!
- Sprechen Sie mit Ihrem Partner und mit Ihrem Arbeitgeber über die geplante **Elternzeit**. Wenn Sie nach Geburt Ihres Kindes zügig zurück in Ihren Job möchten, sollten Sie auch jetzt schon mit der Planung beginnen, indem Sie nach einer **Tagesbetreuung** für Ihr Baby suchen (Kita, Tagesmutter).

WIE ICH MICH FÜHLE

Wie geht es mir körperlich?

Was macht mir gerade zu schaffen?

Wie steht es um meine Stimmung?

Welche Träume habe ich?

Auf was habe ich besonders Lust und Appetit?

WIE ICH MICH FÜHLE

Welche besonderen Ereignisse gab es in diesem Monat?

Welche Kleidungsstücke fürs Baby und für mich habe ich geliehen und von wem?

Wo werden Geburtsvorbereitungskurse bei mir in der Nähe angeboten und von wem?

Wollen wir das Geschlecht unseres Babys wissen (pro & contra)?

6. Monat *21. bis 24. Schwangerschaftswoche*

Bewegende Momente

»Bereits in der achten Schwangerschaftswoche beginnt das Ungeborene, sich zu bewegen. Die verschiedenen Bewegungsmuster sind eine wichtige Vorbereitung auf das Leben nach der Geburt.« Prof. Remo H. Largo

Was sich bei Ihnen verändert

Erfahrene Mamis spüren es schon früher, werdende Mamas vermutlich erst jetzt: Zunächst ist es nur ein zarter Stupser, aber bald merken Sie ganz deutlich, wie sich Ihr Kleines im Bauch bewegt – ein beglückender Moment!
Ihr Baby wächst und wächst und Ihre Silhouette wird voller und weicher. Während Ihr Bauch sich dehnt und Ihrem Baby Platz macht, speichert Ihr Körper mehr Wasser als sonst – eine schützende Maßnahme der Natur, um den Flüssigkeitsverlust bei der Geburt auszugleichen. Dabei kommt es infolge des hohen Östrogenspiegels während der Schwangerschaft zu Wasseransammlungen im Bindegewebe (siehe Seite 109), vor allem an Beinen und Füßen, Händen und Handgelenken sowie im Gesicht. Eine ausreichende Salzversorgung verbessert den Blutfluss in den Venen, ebenso wie eine reichliche Flüssigkeitszufuhr. Deshalb ist viel trinken (mindestens zwei Liter täglich) besonders wichtig. Auch regelmäßige Spaziergänge an der frischen Luft, Schwimmen und Wassergymnastik tun jetzt besonders gut.

INFO

Ihre Gebärmutter reicht jetzt bis zur Höhe Ihres Nabels, Tendenz noch steigend!

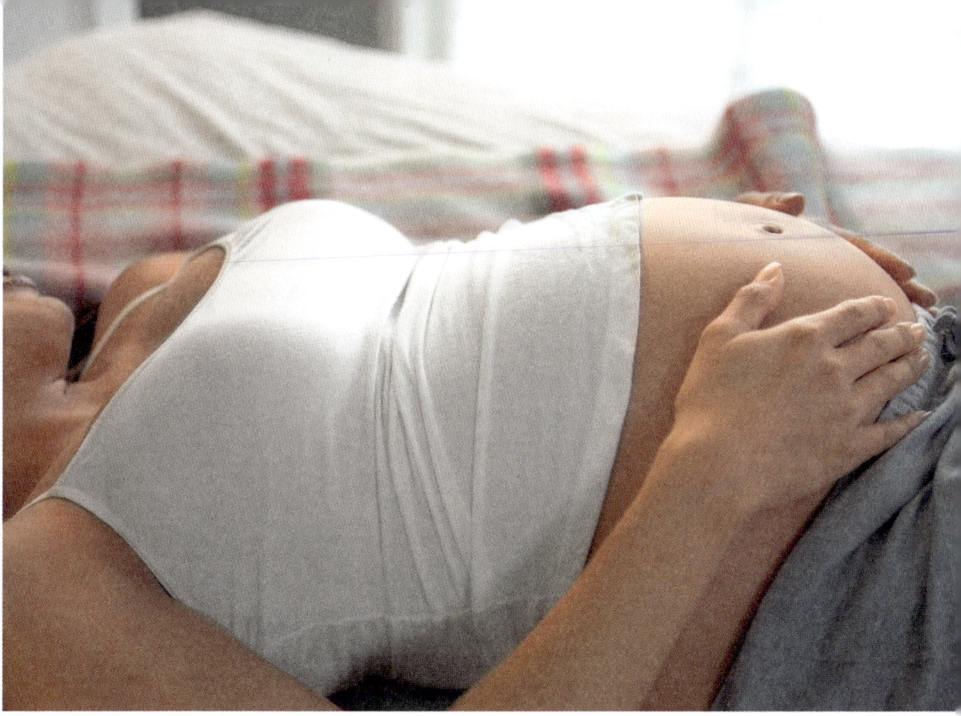

Ihr Bauch bekommt zusehends sein Eigenleben. Jetzt spüren Sie jede Turnübung Ihres Kleinen.

Im Pinguingang ...

Gegen Ende des sechsten Monats verändert sich allmählich Ihre Körperhaltung. Der wachsende Bauch und die volleren Brüste belasten die Skelettmuskulatur immer stärker. Außerdem werden die Bänder im Beckenbereich unter Hormoneinfluss weicher. Gegen diese körperlichen Ursachen, die den Körper und insbesondere den Geburtskanal auf die Geburt vorbereiten, kann man leider gar nichts tun. Der Körperschwerpunkt verlagert sich nach vorn in Richtung des Bauchnabels: Es kommt zum Hohlkreuz. Verspannungen und Schmerzen sind die Folge.

Heute hab' ich Dich zum ersten Mal gespürt, mein Kleines! So hat es sich angefühlt:

INFO

Die Sache mit dem runden Sex

Sie sind attraktiv und sexy – gerade mit Ihren Rundungen. So kommt Ihr Liebesleben noch einmal richtig in Schwung. Den meisten Frauen macht Sex jetzt viel Spaß, da ihre Geschlechtsorgane gut durchblutet sind und Sie aufgrund Ihres Hormonhochs eine stärkere Libido haben. Außerdem sind Sie noch bestens in Form. Und: Ihre Glücksgefühle beim Liebesspiel übertragen sich auch auf das Baby! Keine Sorge: Ihr Kind ist in seiner weichen, mit Fruchtwasser gefüllten Höhle gut geschützt, kommt aber in den Genuss Ihres Hormonhochs nach einem erfüllten Liebesakt. Was gewisse Stellungen anbelangt, sind jetzt Fantasie und Offenheit gefragt.

Diese Vorderlastigkeit versuchen viele Frauen durch den für Schwangere typischen schaukelnden Schritt, der auch »Enten- oder Pinguingang« genannt wird, auszugleichen. Austricksen können Sie die Schwerkraft durch Yogaübungen und die Stärkung tragender Muskelpartien. Besser schlafen können Sie jetzt auf einer härteren Matratze. Tipps gegen haltungsbedingte Rückenprobleme und Verspannungen finden Sie unter »Haus- und Heilmittel«, Seite 99 f.).

Nicht vergessen!

- Vereinbaren Sie einen Termin zur nächsten Vorsorgeuntersuchung.

  Termin: ______________________________

- Melden Sie sich spätestens jetzt für einen Geburtsvorbereitungskurs (siehe Seite 80 f.) an!

So entwickelt sich Ihr Baby

Babys Herz schlägt zwischen 120 und 160 Mal in der Minute, also gut doppelt so schnell wie Ihres. Ihr Kind hat auch schon einen relativ regelmäßigen Wach- und Schlafrhythmus, der jedoch eher selten mit Ihrem übereinstimmen wird – und den es häufig auch noch nach seiner Geburt beibehalten wird: Tagsüber wird Ihr Kleines meistens von Ihren Alltagsaktivitäten in den Schlaf gewiegt. Sobald Sie sich ausruhen und hinlegen, wird es dagegen munter. Jetzt wird die Gesamtläne Ihres Babys vom Scheitel bis zur Ferse gemessen (crown – heel – length = CHL).

Üben, üben, üben

Stirnrunzeln und Augenbrauen hochziehen – diese kleinen Mimikübungen probiert Ihr Baby jetzt aus. Dabei sind seine Augen noch bis zur 28. Woche geschlossen. Sein Greifreflex funktioniert auch schon: Spürt es die Nabelschnur in seinen Händchen, spielt es mit ihr und packt auch mal beherzt zu.
Ihr Baby wird jetzt ungefähr von einem Liter Fruchtwasser umgeben. Die Menge wird ab dem siebten Monat weniger, damit es dann mehr Platz hat. Gelegentlich trinkt es auch davon und übt so das Schlucken. Auch sein noch unreifer Verdauungstrakt wird so auf spätere Aufgaben vorbereitet. Manchmal können Sie jetzt ein sanftes, regelmäßiges Pochen spüren, dann hat Ihr Baby Schluckauf.
Um seine Augenlider bildet sich jetzt ein feiner Wimpernkranz, seine Skelettknochen härten sich, ebenso wie seine Finger und Fußnägel – und auf der kleinen Brust erscheinen zwei winzige rosa Brustwarzen. Sein Herzschlag wird nun so kräftig, dass ihn Ihre Hebamme mit dem Horrohr bald durch die Bauchdecke hören kann. Ihr Kleines befasst sich jetzt intensiv mit seinem Körper, betastet sein Gesicht, Arme und Beine. Geräusche hört es jetzt sehr gut: Wenn Sie nun beruhigende Musik hören, wird Ihr Kleines sich später daran mit einem guten Gefühl erinnern. Lärm hingegen stresst das Ungeborene. Die Stimmen seiner Lieben lernt es jetzt kennen und gewöhnt sich daran. Auch Papas liebevolle Ansprache ist deshalb nun sehr gefragt!

So viel wiegt mein Baby jetzt: 360–600 Gramm

So groß ist mein Baby jetzt: 25–30 cm (CHL)

WIE ICH MICH FÜHLE

Wie geht es mir körperlich?

Was macht mir gerade zu schaffen?

Wie steht es um meine Stimmung?

Welche Träume habe ich?

Auf was habe ich besonders Lust und Appetit?

Welche besonderen Ereignisse gab es in diesem Monat?

WIE ICH MICH FÜHLE

Wie fühlen sich Babys Turnübungen an?

Was passiert, wenn Papa mit dem Baby spricht?

Welche Musik hören wir zurzeit am liebsten?

7. Monat *25. bis 28. Schwangerschaftswoche*

Gute Zeiten, schwere Zeiten

»Mit sanften Bewegungen weckt das Ungeborene die Sehnsucht seiner Mutter und schenkt ihr Träume voller Symbolkraft.« Deborah Jackson

Was sich bei Ihnen verändert

Im letzten Drittel (3. Trimester) Ihrer Schwangerschaft ist Ihr Bauch schon hübsch rund. Ein guter Zeitpunkt für eine Fotosession mit der hübschen werdenden Mama. Dabei macht Ihr Baby nur ein Drittel Ihrer Gesamtgewichtszunahme aus. Die anderen zwei Drittel setzen sich aus der Plazenta, dem Fruchtwasser, der Gebärmutter, dem Gewicht Ihrer Brüste und der höheren Blutmenge zusammen. Die kleinen Tritte, Püffe und Purzelbäume Ihres Babys werden kräftiger und sind gelegentlich als Beulen im Bauch sichtbar. Pflegen und massieren Sie jetzt regelmäßig Ihre Bauchhaut mit Ölen und Lotionen.

Um Ihrem Baby seinen Geburtsweg zu erleichtern, trifft Ihr Körper Vorbereitungen: Auf Anweisungen von Hormonen aus der Plazenta werden die Fugen des Beckens und das umgebende Bindegewebe allmählich gelockert. Das sorgt leider auch für ein verstärktes Hohlkreuz und Kreuzschmerzen. Achten Sie jetzt gut auf sich und übernehmen Sie sich nicht.

INFO

Der obere Gebärmutterrand ist zwischen Bauchnabel und Brustkorb tastbar.

WICHTIG

So schlafen Sie gut

Schlafen und vor allem Durchschlafen wird ab jetzt nicht selten zum Kunststück. In entspannter Seitenlage kommen Sie am besten zur Ruhe. Legen Sie sich auf die linke Seite, um Ihr Herz zu entlasten, und schieben Sie sich ein längliches Kissen (Stillkissen) zwischen die Beine – so stört Sie Ihr Bauch am wenigsten.

Jetzt wird es enger

Vielleicht bemerken Sie auch, dass Sie in allen möglichen Situationen schnell erröten. Das liegt allein an Ihrem Kreislauf. Herz und Lunge leisten jetzt doppelt so viel Arbeit wie vor Ihrer Schwangerschaft.
Ihr Baby wächst und wächst. Dazu müssen die Verdauungsorgane im Bauch Platz machen. Große Essensportionen schaffen Sie jetzt nicht mehr, weil Ihr Magen nur noch wenig Platz hat. Bei einem Zuviel des Guten kann es mitunter zu Sodbrennen kommen. Auch der Stuhlgang kann erschwert sein. Dem lässt sich allerdings gut vorbeugen. Öfter einmal eine Kleinigkeit essen und nach wie vor viel trinken ist jetzt empfehlenswert. Hilfreiche Tipps finden Sie auf Seite 105 f.

Achten Sie neben frischem Obst und Gemüse auch auf ausreichend Eiweiß!

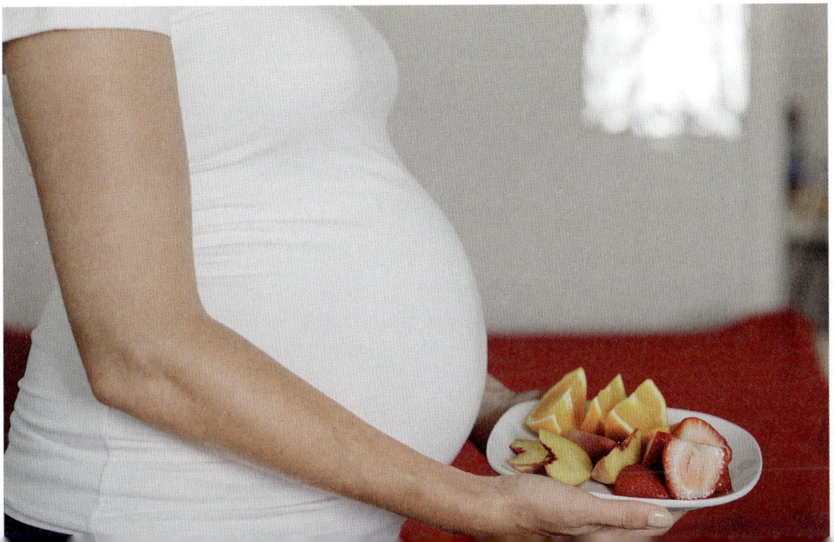

So entwickelt sich Ihr Baby

Wachsen, neue Fähigkeiten ausprobieren und lernen – damit ist Ihr Kleines nun hauptsächlich beschäftigt. Sein Saugreflex ist so weit ausgebildet, dass es am Daumen lutschen kann. Zum ersten Mal öffnet es jetzt seine Augenlider. Auch wenn seine kleine Welt noch eher im kuscheligen Dunkel liegt, dringt doch gelegentlich ein rötlich schimmerndes Licht durch Bauchdecke und Gebärmutter. Zudem ist nun das Gleichgewichtsorgan in den Innenohren ausgebildet und Ihr Baby ist in der Lage, seine Position auszubalancieren. Drehen, Strecken, Strampeln oder Boxen machen seine kleinen Muskeln stark und fördern die Koordinationsfähigkeit von Armen und Beinen.

Von Träumen und Ängsten

Möglicherweise träumen Sie jetzt nachts von Ihrem Kind oder von der Geburt. Ängste und Befürchtungen, die angesichts dieses großen Ereignisses völlig normal sind, stellen sich ein. Vielleicht werden Sie sogar von einem Albtraum geweckt. Keine Sorge: Das sind gesunde Reaktionen Ihrer Seele und keineswegs sich selbst erfüllende Prophezeiungen. Betrachten Sie all Ihre Träume, auch die unangenehmen, als eine Art emotionaler Bereinigung durch Ihr Gehirn. So verarbeiten Sie Ihre Ängste und Befürchtungen.

So viel wiegt mein Baby jetzt: 660–1000 Gramm

So groß ist mein Baby jetzt: 34–38 cm (CHL)

Nicht vergessen!

Die beste Zeit, an einem Geburtsvorbereitungskurs (siehe Seite 80 f.) teilzunehmen, ist jetzt: Die meisten Kurse dauern etwa acht Wochen und sollten am besten zwei Wochen vor dem errechneten Geburtstermin enden.

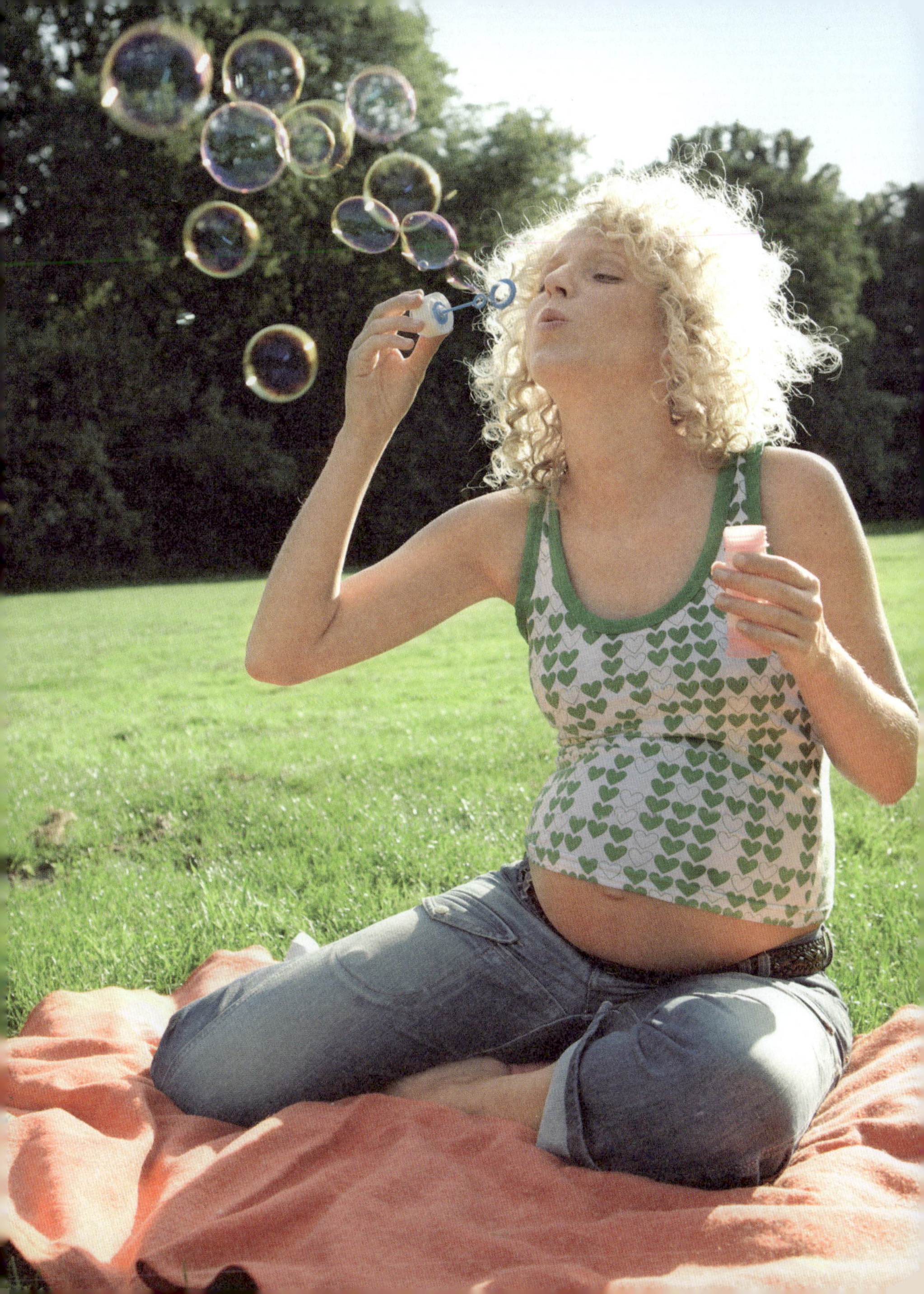

WIE ICH MICH FÜHLE

Wie geht es mir körperlich?

Was macht mir gerade zu schaffen?

Wie steht es um meine Stimmung?

Welche Träume habe ich?

WIE ICH MICH FÜHLE

Auf was habe ich besonders Lust und Appetit?

Welche besonderen Ereignisse gab es in diesem Monat?

Wie gut schlafe ich zurzeit?

Wann ist mein Baby am aktivsten?

8. Monat *29. bis 32. Schwangerschaftswoche*

Vollkommene Rundungen

»Wenn Sie ein positives Gefühl zu Ihrem Bauch entwickeln, nehmen Sie Kontakt zu Ihrem Mutterinstinkt auf.«

Dr. Miriam Stoppard

Was sich bei Ihnen verändert

Sie fühlen sich nun schon sehr rund und tragen einiges mehr an Körpergewicht mit sich herum. Liegen, Sitzen oder Stehen werden beschwerlicher. Auch die Verdauung verläuft träger und der Druck auf die Harnblase ist größer. In diesem Monat kann es öfter vorkommen, dass sich Ihr Bauch manchmal gespannt und hart anfühlt. Auch in den Leisten spüren Sie ein Ziehen. Kein Grund zur Sorge: Ihre Gebärmutter »übt« schon mal das Zusammenziehen für die Geburtswehen und schiebt so – im besten Fall – den Kopf Ihres Babys in Richtung Becken. Diese »Übungswehen« werden auch Senk- und Vorwehen genannt und können jetzt immer wieder mal auftreten. Häufige Senkwehen sind allerdings ein deutliches Zeichen für Überbelastung. In diesem Fall heißt es, Ruhe geben und sich regelmäßige Entspannungseinheiten gönnen. Sollte Ihr Baby doch schon am Ende des siebten Monats zur Welt kommen, kann es dank der Frühgeburtsmedizin (Perinatologie) gut versorgt werden.

INFO

Ihre Gebärmutter hat jetzt den sogenannten Fundusstand erreicht. Höher geht es nicht mehr.

Wie fühlen sich Vorwehen an?

- Ihr Bauch wird für ein paar Sekunden hart und entspannt sich wieder.
- Harmlose Vorwehen treten unregelmäßig und nicht öfter als zwei- bis dreimal pro Stunde auf. So übt Ihr Baby.
- Sobald Sie sich ausruhen oder ein warmes Bad nehmen, lassen die Vorwehen nach.

Zeit für ein Erinnerungsbild

Jetzt ist Ihr Bauch am hübschesten. Lassen Sie ihn auf einem Foto verewigen. Mit unterschiedlichen Kleidungsstücken können Sie sich und Ihren Babybauch nach Lust und Laune inszenieren. Ein besonderer Schnappschuss wird daraus, wenn Ihr Partner, Ihre beste Freundin oder Ihre größeren Kinder kreativ tätig werden dürfen. Lassen Sie Ihren Bauch zur Leinwand für gute Wünsche und sonnige Motive werden!

Nicht vergessen!

- In diesem Monat steht ein **Vorsorgetermin** mit der letzten Ultraschalluntersuchung bei Ihrem Frauenarzt auf dem Programm.

  Termin: ______________________________

- Beantragen Sie Ihr **Mutterschaftsgeld** (siehe Seite 148 f.) sechs Wochen vor der Geburt mit einem ärztlichen Attest über den Entbindungstermin bei Ihrer Krankenkasse. Wenn Sie sich für eine **Elternzeit** entscheiden (siehe Seite 147), sollten Sie mit Ihrem Arbeitgeber alle Details noch vor Beginn des Mutterschutzes festlegen.
- Bereiten Sie jetzt die **Erstlingsausstattung** und das **Kinderzimmer** vor. In den nächsten Wochen sind Sie vielleicht müde und haben keine Lust mehr auf ausgedehnte Shopping-Touren.
- Auch Ihre **Kliniktasche** (siehe Seite 88) sollte fertig gepackt und für Sie und Ihren Partner griffbereit sein.

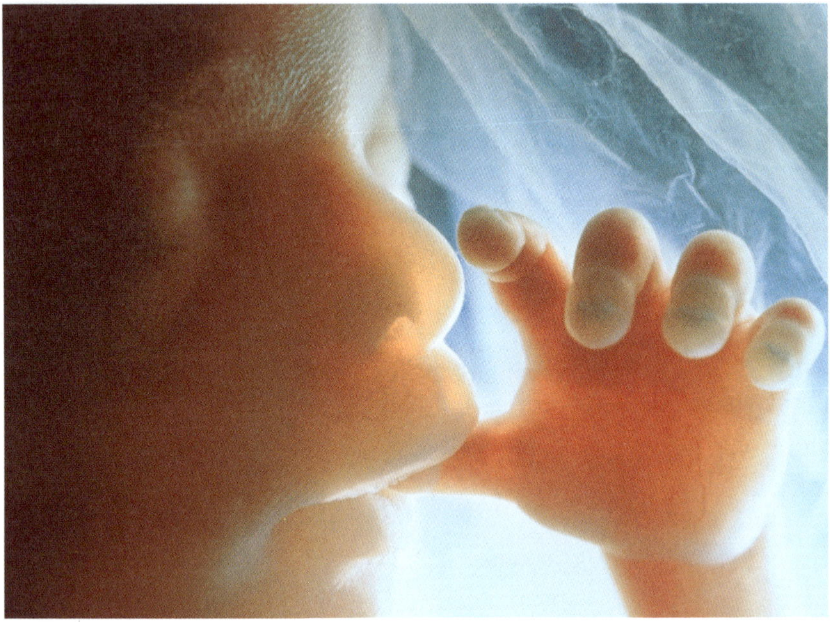

Schon im Mutterleib lernt das Baby das lebenswichtige Saugen und Schlucken.

So entwickelt sich Ihr Baby

Sollte Ihr Baby jetzt auf die Welt kommen, könnte es – allerdings unter sorgfältiger medizinischer Betreuung durch Neonatologen (auf Frühgeburten spezialisierte Kinderärzte) und auf einer Intensivstation speziell für Frühchen – nachreifen und zu einem gesunden, stabilen Säugling heranwachsen. Ruhiger und gemütlicher hat es Ihr Kleines auf jeden Fall in Ihrem Bauch und vor allem noch genügend Zeit, um in dem geschützten Raum zu reifen und sich zu entwickeln. Zwar bietet ihm seine »Behausung« nicht mehr ausreichend Platz, um Purzelbäume zu schlagen, dafür ist Ihr Kind auf anderen Ebenen sehr aktiv: Es konzentriert sich auf seine Atembewegungen, da in diesem Monat seine Lunge weiter ausreift. Dabei lutscht es oft an seinem Daumen, um die Atembewegungen sowie das Saugen und Schlucken für die Zeit nach seiner Geburt noch besser zu lernen.

Ihr Baby macht sich startbereit

Außerdem erlebt Ihr kleiner Schatz jetzt noch einmal einen enormen Wachstumsschub und setzt ordentlich Babyspeck an. Sobald sein kleiner Körper genügend Unterhautfett zum Schutz vor Auskühlung entwickelt hat, bildet sich auch die Lanugo-Behaarung wieder zurück. Dafür beginnen bei dem einen oder anderen Ungeborenen jetzt die Haare auf seinem Köpfchen zu sprießen.
Gegen Ende des Monats wird es dann für Baby nochmals enger. Nun ist ganz Schluss mit Turnübungen und Ihr Kleines liegt mit eng angezogenen Beinen in der Gebärmutter. Alle Organe sind jetzt ausgereift, nur seine Lunge benötigt noch etwas Zeit. Ihr Baby bereitet sich in diesen Wochen endgültig darauf vor, die Gebärmutter zu verlassen. Seine Gliedmaßen werden noch etwas länger und die Knochen verhärten sich weiter. Allmählich nimmt Baby nun seine Geburtslage ein, und zwar – im besten Fall – mit dem Kopf nach unten (Kopflage). Manche Babys drehen sich bis zum Geburtstermin noch einige Male. Jetzt werden Sie diese Drehungen ordentlich spüren oder sogar sehen.

So viel wiegt mein Baby jetzt: 1100–1700 Gramm

So groß ist mein Baby jetzt: 39–42 cm (CHL)

INFO

So liegt Ihr Baby richtig

Etwa 90 Prozent aller Babys liegen um die 32. Schwangerschaftswoche herum schon mit dem Kopf nach unten im Bauch. Weitere fünf Prozent bringen sich in den folgenden vier Wochen in die Startposition. Die übrigen behalten den Kopf oben und sitzen im Bauch, mit nach oben geklappten Beinchen. Man nennt diese Position »Beckenendlage«. Sollte dies bei Ihnen der Fall sein, sprechen Sie mit Ihrem Arzt und Ihrer Hebamme über mögliche Maßnahmen, damit sich Ihr Baby doch noch dreht (zum Beispiel äußere Wendung) und über Möglichkeiten der Geburt aus dieser Lage.

WIE ICH MICH FÜHLE

Wie geht es mir körperlich?

Was macht mir gerade zu schaffen?

Wie steht es um meine Stimmung?

WIE ICH MICH FÜHLE

Welche Träume habe ich?

Auf was habe ich besonders Lust und Appetit?

Welche besonderen Ereignisse gab es in diesem Monat?

Wann hast du dich in deine Geburtsposition gedreht?

9. Monat *33. bis 36. Schwangerschaftswoche*

Die Zeit des Loslassens

»Monatelang ging es darum, das Kind sich entwickeln zu lassen, ihm durch Deinen Körper alles zu geben und es festzuhalten, damit es nicht durch zu frühe Geburt gefährdet wird. Jetzt geht es allmählich darum, Dich aufs Loslassen einzustellen.« Gisela Preuschoff

Was sich bei Ihnen verändert

Allmählich werden die Tage und Nächte für Sie immer mühsamer und beschwerlicher. Die meisten Frauen wünschen sich in dieser Phase die Geburt herbei. Befürchtungen und Sorgen weichen hinter dem Gefühl zurück, endlich loslassen zu wollen: Ihre Gebärmutter erreicht nun bald ihre größtmögliche Ausdehnung, sodass Ihre inneren Organe noch mehr in den Hintergrund gedrängt werden. Ihr Gewicht und der Bauch lassen Sie immer mehr wie eine Pinguin-Mama »watscheln«. Sie fühlen sich müde, können nachts aber oft nicht durchschlafen.
Gönnen Sie sich tagsüber so viel Entspannungseinheiten und Nickerchen wie möglich und bitten Sie Ihren Partner oder Ihre Arbeitskollegen um Unterstützung bei Ihren täglichen Aufgaben. Denken Sie daran: Diese Phase Ihrer Schwangerschaft wird sehr bald zu Ende sein!

INFO

Ihre Gebärmutter wiegt jetzt 900 bis 1000 Gramm!

Bald ist es so weit!

Nun kreisen Ihre Gedanken um die Geburt, wie diese wohl verlaufen wird, wie Sie den Schmerzen begegnen werden

INFO

Mit der 35. Schwangerschaftswoche – sechs Wochen vor dem errechneten Geburtstermin – beginnt der gesetzlich vorgeschriebene Mutterschutz (siehe Seite 148). Nun haben Sie noch Zeit für letzte Erledigungen.

und vor allem, wie Ihr Kleines wirklich aussieht. Viel dreht sich auch um die Zeit danach: Wie wird sich Ihr Leben und das Ihrer Familie mit dem kleinen Neuankömmling gestalten? Alles Zeichen dafür, dass Sie sich innerlich auf das bevorstehende Loslassen vorbereiten. Schließlich ist Ihnen Ihr kleiner Schatz so nah wie niemand sonst in Ihrem Leben. Sie fühlen sich nicht nur körperlich, sondern auch emotional aufs Innigste mit Ihrem Kind verbunden. Ihre Rolle als Mama hat längst vor der Geburt begonnen.

Eine liebevolle Fußmassage wirkt Wunder bei Verspannungen und entlastet spürbar.

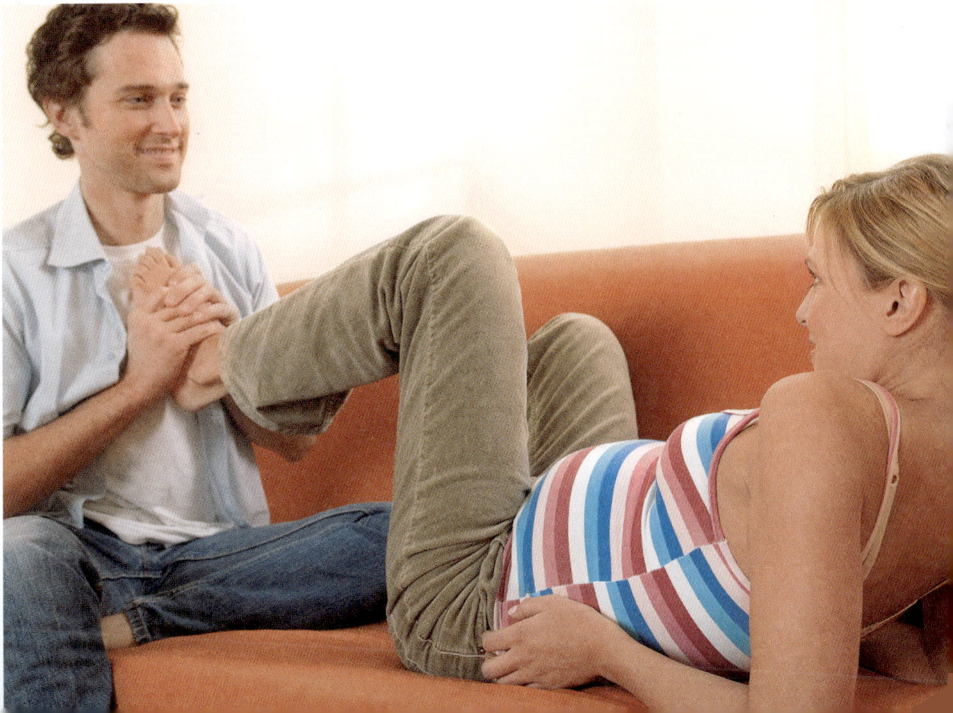

WICHTIG

Ein Tipp für werdende Papas: Schenken Sie Ihrer Frau jetzt besonders viel Aufmerksamkeit – sie braucht so viel Ruhe und Kraft wie nur möglich. Sie können Ihr zum Beispiel mit einer entspannenden Massage helfen. Ihr Baby wird die liebevollen Streicheleinheiten ebenso fühlen und genießen. Wie Sie die Massage richtig durchführen, erfahren Sie ab Seite 119.

So entwickelt sich Ihr Baby

Ihr Baby rüstet sich für das Leben draußen: Es kann tasten, sehen schmecken, hören und sich orientieren, wobei die verschiedenen Sinnesleistungen noch der Feinabstimmung bedürfen. Dazu braucht Ihr Kind Anregungen und Erfahrungen außerhalb des Mutterleibs. Dies trifft besonders auf das Sehvermögen zu, denn schließlich gab es in Babys dunkler Behausung nicht allzu viel zu gucken.

So viel wiegt mein Baby jetzt: 1900–2600 Gramm

So groß ist mein Baby jetzt: 43–47 cm (CHL)

Nicht vergessen!

Ab der 34. Schwangerschaftswoche erfolgen die Vorsorgeuntersuchungen bei Ihrem Arzt oder Ihrer Hebamme im Abstand von nur zwei Wochen.

Termine: ______________________

____

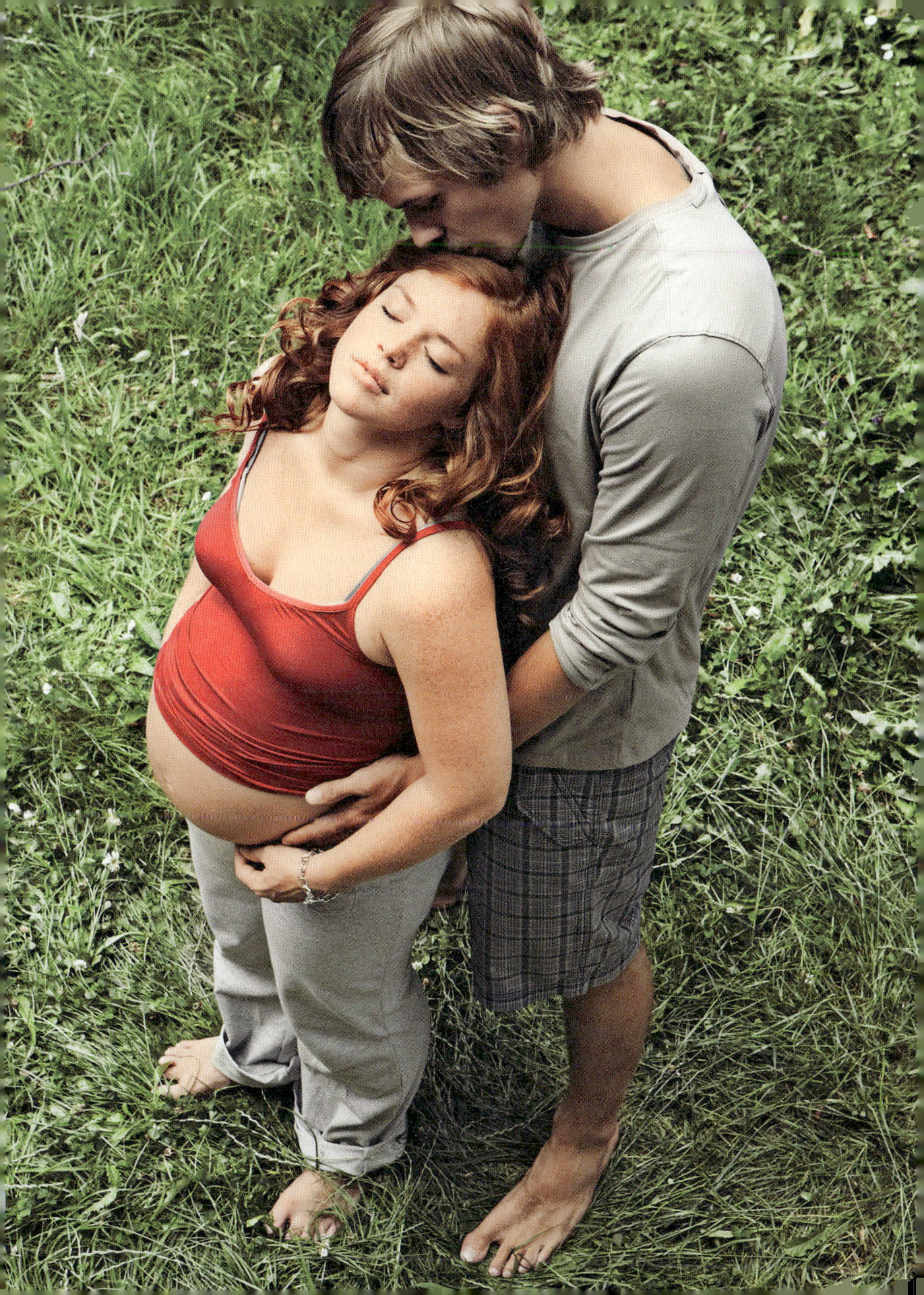

WIE ICH MICH FÜHLE

Wie geht es mir körperlich?

Was macht mir gerade zu schaffen?

Wie steht es um meine Stimmung?

WIE ICH MICH FÜHLE

Welche Träume habe ich?

Auf was habe ich besonders Lust und Appetit?

Welche besonderen Ereignisse gab es in diesem Monat?

Was muss ich noch besorgen?

10. Monat *37. bis 40. Schwangerschaftswoche*

Wann kommst du, Baby?

»Sie müssen nur lächeln, und schon werden Glückshormone ausgeschüttet. Diese gelangen in die Plazenta, sodass Ihr Baby ebenfalls in den Genuss kommt und sich beruhigt.«

Dr. Miriam Stoppard

Was sich bei Ihnen verändert

Ihre Nächte sind wohl das größte Problem in dieser Zeit. Kaum eine werdende Mama schläft noch eine ganze Nacht lang durch. Ihr Bauch mit seinem Umfang von runden 100 Zentimetern ist der absolute Mittelpunkt Ihres Lebens. Kein Wunder, dass Sie nun ungeduldig den Tag X herbeisehnen. Dennoch sind diese letzten Wochen für Sie und Ihr Kind ganz wichtig. Nutzen Sie die Zeit, um mit Ihrem Baby intensiv in Kontakt zu treten. Sprechen Sie mit ihm, singen Sie ihm etwas vor oder streicheln Sie es. Gerade wenn Sie zum ersten Mal schwanger sind, können Ihre Gefühle vor der Geburt zwischen Angst und Begeisterung schwanken. Das ist ganz normal! Jede Geburt ist ein großes Erlebnis, dabei aber doch ein ganz natürlicher Vorgang. Vertrauen Sie sich, Ihrem Baby und Ihrem Körper, der über so viel Geburtsweisheit und Kraft verfügt.

INFO

Ihre Gebärmutter wiegt jetzt 950 bis 1000 Gramm.

WICHTIG

Sind das schon Wehen?

Ob Ihr Baby sich wirklich auf den Weg macht oder ob Ihre Gebärmutter nur übt, erkennen Sie an folgenden Anzeichen:

- Wehen tun wirklich weh. Also spüren Sie schmerzhafte Kontraktionen, die sich etwa alle zehn bis 20 Minuten wiederholen.
- Um auszuschließen, ob es sich nur um Vorwehen handelt, können Sie ein warmes Bad nehmen. Vorwehen lassen jetzt nach oder hören ganz auf. Sollten die Kontraktionen jedoch jetzt in der Entspannung zunehmen, ist dies ein deutliches Zeichen für echte Wehen.
- Kommen die Wehen regelmäßig und dauern etwa 60 Sekunden lang an? Diese Eröffnungswehen haben die Kraft, Ihren Muttermund aufzudehnen: Höchste Zeit für den Weg in die Klinik oder ins Geburtshaus.
- Fruchtwasser geht im Schwall oder tröpfchenweise ab. Selbst wenn keine Wehen einsetzen, sollten Sie sich bei einem Blasensprung so rasch wie möglich in Ihre Klinik oder in das Geburtshaus bringen lassen, um den Verdacht einer aufsteigenden Infektion abzuklären. Für die Fahrt bietet Ihnen eine Damenbinde guten Schutz.

Auch wenn der errechnete Geburtstermin verstreicht, ohne dass sich etwas tut: Nur die Ruhe! Lediglich vier von hundert Babys kommen »termingerecht« auf die Welt. Solange es Ihrem Kind im Bauch gut geht – was Ihr Arzt oder Ihre Hebamme jetzt täglich überprüft – gibt es keinen Grund zur Sorge.

Vorbereitung für das Stillen

Vielleicht bemerken Sie, dass aus Ihren Brüsten manchmal ein wenig klare Flüssigkeit austritt. Jetzt stellen Ihre Milchdrüsen die nahrhafte Vormilch (Kolostrum) her – eine Vorsorgemaßnahme der Natur, damit auch früher geborene Babys schon versorgt werden könnten.

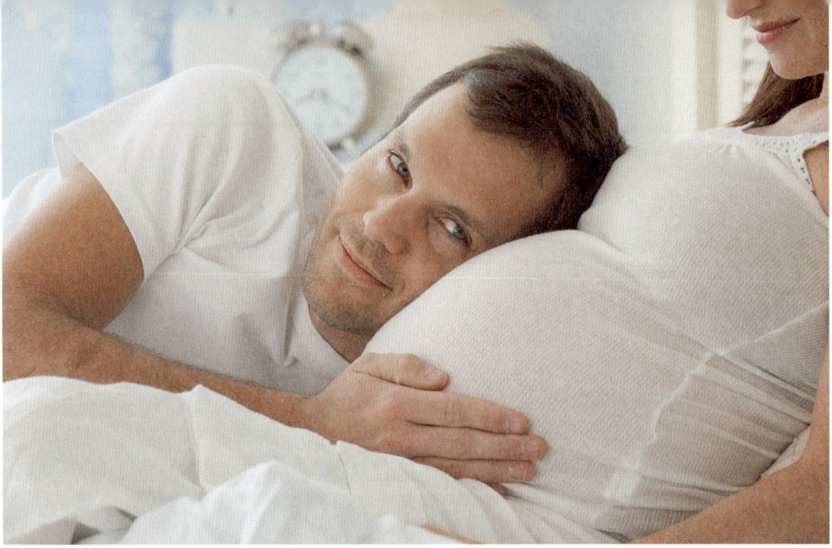

Für werdende Papas ist es amüsant, wie sich Mamas Bauch unter Babys Tritten bewegt.

So entwickelt sich Ihr Baby

Nun ist das kleine Menschlein so weit, dass es auf die Welt kommen kann: In seinem Gehirn warten über 100 Milliarden Nervenzellen darauf, vernetzt zu werden – das beginnt bereits unmittelbar nach der Geburt. Nur braucht Ihr Kind noch ein paar Fettpölsterchen mehr für das anstrengende Wachsen und Reifen in den ersten Monaten: Bis zu 800 Gramm wird das Kleine deshalb in diesen letzten vier Wochen zunehmen. Den Beginn seiner Geburt leitet Ihr Kind selbst ein: Man geht davon aus, dass es über eine Art hormonelles Startsignal verfügt, das die Wehen in Gang setzt. Sollte sich Ihr Schatz noch etwas Zeit lassen, so ist eine Terminüberschreitung um bis zu 14 Tage kein Problem. Genießen Sie die letzten Tage und Wochen. Vielleicht lassen Sie sich vom werdenden Papa noch einmal schön zum Essen ausführen. Gehen Sie schwimmen und viel spazieren an der frischen Luft und gönnen Sie sich, sooft Ihr kleiner Strampler es zulässt, Ruheeinheiten. Sie werden diese Kraft für die Geburt und die schlaflosen Zeiten danach brauchen.

So viel wiegt mein Baby jetzt: 2800–3600 Gramm

So groß ist mein Baby jetzt: 48–52 cm (CHL)

WIE ICH MICH FÜHLE

Wie geht es mir körperlich?

Was macht mir gerade zu schaffen?

Wie steht es um meine Stimmung?

Auf was habe ich besonders Lust und Appetit?

Welche besonderen Ereignisse gab es in diesem Monat?

Endlich da!

Die Wartezeit hat ein Ende: Ein deutlich spürbares Ziehen im unteren Rücken, Schweregefühl und ein steinharter Bauch... Ihr Baby macht sich auf den Weg.

Die Geburt beginnt

Mithilfe deutlich wahrnehmbarer und regelmäßiger Wehen wird der Kopf Ihres Babys immer wieder gegen den Muttermund geschoben, damit sich dieser weitet. Die sogenannte Eröffnungsphase der Geburt setzt ein. Jetzt wird Ihr Bauch in regelmäßigen Abständen von 20 bis 25 Minuten hart. Wenn die Wehen in fünfminütigen Abständen kommen, ist es Zeit, sich auf den Weg in die Klinik zu machen. In der Austreibungsphase öffnet sich der Muttermund und der Kopf des Babys schiebt sich noch weiter nach unten in Richtung des Beckenbodens. Die anschließenden Presswehen schieben Ihr Kind durch den Geburtskanal nach draußen. Jede Geburt dauert unterschiedlich lang. Irgendwann jedoch sind die Mühen vorbei und Sie sehen zum ersten Mal – Ihr Baby!

Einer der bewegendsten Momente im Leben einer Mutter ist der Anblick ihres Neugeborenen.

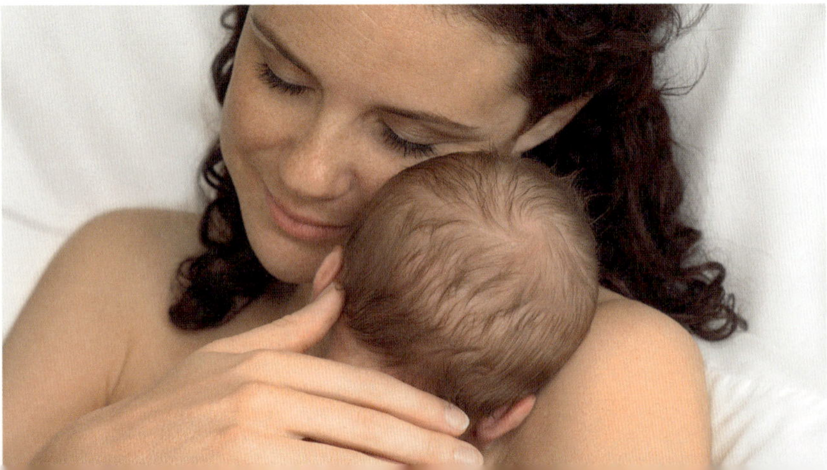

Meine Gedanken und Gefühle

NACH DER GEBURT ...

Wie verlief die Geburt?

Wie geht es mir körperlich?

Welche Gefühle habe ich jetzt?

Der Beginn einer großen Liebe

Ihr Baby ist vermutlich 50 bis 53 Zentimeter groß, wiegt zwischen 3000 und 4000 Gramm und sieht noch etwas verschrumpelt aus. Seine Haut ist noch ein wenig fleckig, da es einige Zeit dauert, bis die Durchblutung von Armen und Beinen richtig funktioniert. Aber seine Augen blicken groß und staunend in die Welt und endlich sehen Sie sein Gesichtchen!
Sie selbst fühlen sich dank einer Woge von Glückshormonen, die nach der Geburt ausgeschüttet werden, trotz aller überstandenen Anstrengungen fit und euphorisch. Gleichzeitig drosselt Ihr Körper die Produktion von Schwangerschaftshormonen. Sobald Sie Ihr Kind an die Brust legen, produziert Ihr Körper dafür jetzt vermehrt Prolaktin – es ist zuständig für die Produktion von Milch und von Oxytocin, das das Zusammenziehen und die Rückbildung der Gebärmutter unterstützt und das als »Bindungs«-Hormon gilt. Nun beginnt ein neues Kapitel in Ihrem Leben und die große Liebesgeschichte zwischen einer Mutter und ihrem Kind.

____________________ ist endlich da!

Geborenam ____________________

um ____________________

in ____________________

So lange brauchtest du für deinen Weg in die Welt: ____________________

Du bist ____________ Zentimeter groß

und wiegst ____________ Gramm.

Sicher durch die Schwangerschaft

Ihre Schwangerschaft ist ein ganz besonderer Lebensabschnitt und trotzdem ein ganz natürlicher, gesunder Prozess, auf den Ihr Körper bestens vorbereitet ist. Eine gesunde Frau mit einem ausgewogenen Lebensstil kann diese Zeit durchweg als Bereicherung empfinden.

Frauenarzt und Hebamme

Mutter und Kind sind schützenswert und bilden eine sensible Einheit. Durch die gesetzlich vorgeschriebenen Mutterschutzrichtlinien sind daher bestimmte ärztliche Vorsorgeuntersuchungen festgelegt, die Ihnen zusätzliche Sicherheit schenken und von den Krankenkassen bezahlt werden. Da Ihr Baby und Sie in jeder Entwicklungsphase medizinisch betreut werden, können mögliche Gesundheitsrisiken bereits frühzeitig erkannt und hilfreiche Maßnahmen ergriffen werden. So sind Sie in jedem Moment auf der sicheren Seite.

Mit der Vorsorge und weiteren Betreuung in Ihrer Schwangerschaft können Sie entweder Ihren Frauenarzt beziehungsweise Ihre Frauenärztin oder eine Hebamme betrauen. Hebammen können so gut wie alle Vorsorgentersuchungen durchführen und die Ergebnisse in den Mutterpass eintragen. Die drei vorgesehenen Ultraschalluntersuchungen sowie bestimmte Labortests können

INFO

97 Prozent aller Babys kommen in Deutschland gesund auf die Welt.

IHR GUTES RECHT

Während Ihrer gesamten Schwangerschaft haben Sie einen gesetzlichen Anspruch auf eine sorgfältige medizinische Betreuung durch Ihren Frauenarzt und/oder Ihre Hebamme.

- Die Kosten für die Vorsorge werden immer von den gesetzlichen Krankenkassen übernommen.
- Sollten Sie privat versichert sein, zahlt Ihre private Krankenkasse.
- Für schwangere Frauen, die Leistungen nach dem Bundessozialhilfegesetz beziehen, übernimmt das Sozialamt die Kosten.
- Sämtliche Vorsorgeuntersuchungen sind von der Praxisgebühr befreit. Das gilt auch für die ärztliche Untersuchung zur Feststellung Ihrer Schwangerschaft.
- Sollten Sie über 35 Jahre alt sein, medizinische Gründe vorliegen oder Sie ein Kind mit einer angeborenen Krankheit haben, übernehmen die Kassen weitere spezielle Vorsorgeuntersuchungen.
- Sollten Sie berufstätig sein, können Sie sich für alle Vorsorgetermine ohne Verdienstausfall vom Arbeitgeber freistellen lassen.

Sie ohne Weiteres in einer Frauenarztpraxis Ihrer Wahl oder in der Schwangeren-Ambulanz eines Krankenhauses durchführen lassen.

Gut begleitet bis zur Geburt

Für viele Schwangere ist es eine ideale Kombination: Medizinische Überwachung plus Betreuung durch eine erfahrene Geburtshelferin. Informieren Sie Ihren Frauenarzt, falls Sie auch durch eine Hebamme betreut werden möchten. Auf diese Weise können Sie von Anfang an ein enges Vertrauensverhältnis zu einer Hebamme aufbauen, was insbesondere dann von Vorteil ist, wenn Sie auch Ihre Geburtshebamme ist und Sie im Wochenbett von ihr betreut werden wollen. Treten keine Probleme auf, kann die Hebamme ohne Bedenken die letzten Vorsorgen allein übernehmen.

MEINE HEBAMME

Die Frau für andere Umstände

Schwangere Frauen finden bei Hebammen eine höchst individuelle Betreuung. Hier werden Sie und Ihr Partner einfühlsam und professionell unterstützt. Geburtshelferinnen arbeiten entweder angestellt in einer Klinik oder als Beleghebammen. Hebammen übernehmen in der Regel:

- die Schwangerenvorsorge
- die Beratung während der ganzen Schwangerschaft
- die Betreuung bei Schwangerschaftsbeschwerden und auch bei vorzeitigen Wehen
- die Geburtsvorbereitung in der Klinik, Geburtshaus, Hebammenpraxis oder bei einer Hausgeburt
- die Betreuung und Beratung während des Wochenbetts
- die Vorbereitung aufs Stillen
- die Rückbildungsgymnastik

Außerdem verfügen viele Hebammen über zusätzliche Qualifikationen in alternativen Heilmethoden, wie etwa Akupunktur. Kontakte und Adressen finden Sie über die Hebammenverbände im Internet unter www.hebammensuche.de oder www.hebammenverband.de

Welche Fragen habe ich an meine Hebamme?

Die zehn Vorsorgeuntersuchungen

Insgesamt sind zehn Vorsorgeuntersuchungen während einer Schwangerschaft vorgesehen: Ihr Frauenarzt oder Ihre Hebamme führen diese zunächst in vierwöchigen Abständen, ab der 34. Schwangerschaftswoche 14-täglich und kurz vor der Geburt jede Woche durch.
Die Untersuchungen sind standardisiert. Ihre Ergebnisse werden im Mutterpass eingetragen. So kann jeder (Frauen-)Arzt und jede Hebamme die wichtigsten Informationen über Ihre Schwangerschaft daraus entnehmen (siehe Seite 77).

Das erwartet Sie bei der ersten Untersuchung

Beim ersten Arzttermin geht es um die Feststellung Ihrer Schwangerschaft anhand eines Urintests. Danach werden Sie eine Reihe von Fragen beantworten. Außerdem wird Ihnen Blut abgenommen, um Ihre Immunität gegen Rötelviren zu überprüfen und Ihre Blutgruppe zu bestimmen.
Bei der vaginalen Untersuchung entnimmt Ihr Arzt einen Abstrich vom Gebärmutterhals, um eine eventuelle bakterielle Infektion frühzeitig feststellen zu können. Zudem wird noch der voraussichtliche Geburtstermin errechnet, der Ihrem Arzt und Ihrer Hebamme als Orientierungshilfe dient.
Jetzt wird auch abgeklärt, ob für Sie und Ihr Kind ein erhöhtes Gesundheitsrisiko besteht. Als Risikofaktoren gelten Ihr Alter (ab 35 Jahre), Allergien sowie chronische Erkrankungen, eine Substanzenabhängigkeit oder Komplikationen bei früheren Schwangerschaften. Einige dieser Risikofaktoren lassen sich durch entsprechende Vorbeugemaßnahmen ausgleichen.

INFO

Wann kommt mein Baby zur Welt?

Ihr Kind wächst zehn sogenannte »Mondmonate« lang, also zehnmal 28 Tage lang. Eine Faustregel zur Errechnung des voraussichtlichen Geburtstermins: erster Tag Ihrer letzten Regelblutung plus 280 Tage.
Der errechnete **Geburtstermin** ist der: ______________________

MEIN GESUNDHEITSSTATUS

Erster Tag der letzten Periode

Normale Zyklusdauer

Feststellung der Schwangerschaft am

Kinderkrankheiten

Krankenhausaufenthalte/
operative Eingriffe

Blutgruppe

Allergien

Nahrungsmittelunverträglichkeiten

Impfungen
(Impfbuch mitnehmen)

Erbkrankheiten

MEIN GESUNDHEITSSTATUS

Stoffwechselerkrankungen

Sonstige chronische Erkrankungen

Frühere Geburten

Fehlgeburten

Schwangerschaftsabbruch

Zwillinge in der Familie

Meine Körpergröße

Mein Gewicht vor der Schwangerschaft

Mein Blutdruck

Sonstiges

PAPAS GESUNDHEITSSTATUS

Kinderkrankheiten

Impfungen

Krankenhausaufenthalte/OPs

Erbkrankheiten

Blutgruppe

Zwillinge in der Familie

Allergien

Sonstiges

Was ich meinen Frauenarzt/meine Frauenärztin alles fragen möchte:

Diese Fragen möchte ich stellen:

Ernährung: Was tut mir gut?

Krankheiten: Wie kann ich mich schützen?

Was sollte ich vermeiden?

Um was ich mir Sorgen mache:

WAS STEHT IM MUTTERPASS?

01 Blutgruppe

Unter dieser Rubrik trägt Ihr Arzt Ihre Blutgruppe sowie Ihren Rhesusfaktor ein. Haben Mutter und Kind unterschiedliche Rhesusfaktoren, kann es zu Schwangerschaftskomplikationen kommen. Diese Unverträglichkeit lässt sich aber gut behandeln, sodass sich das Kleine gesund entwickelt.

02 Antikörper-Suchtest

Hier wird getestet, ob sich im mütterlichen Blut Antikörper gegen Blutgruppen-Antigene gebildet haben, die dem Baby schaden könnten. Rhesus-negative Frauen werden mehrfach getestet. Ihnen wird in der 28. Woche ein sogenanntes Anti-D-Serum gespritzt.

03 Immunität gegen Röteln

Ihr Blut wird auf Röteln-Antikörper untersucht, da eine Infektion sehr gefährlich für das Ungeborene ist. Wenn Sie nicht immun sind, sollten Sie Kontakte mit Kindern und andere mögliche Ansteckungsherde meiden.

04 Chlamydien

Eine Chlamydien-Infektion ist die häufigste Ursache für Frühgeburten! Es besteht das Risiko vorzeitiger Wehen oder eines frühzeitigen Blasensprungs. Die Untersuchung erfolgt wie bei einem normalen Krebsvorsorge-Abstrich.

05 Lues-Such-Reaktion (LSR)

Syphilis (Lues) ist eine sexuell übertragbare Krankheit, die zu schweren Schädigungen des Ungeborenen führen kann. Im Mutterpass wird die Durchführung des Tests bestätigt.

06 HBs-Antigen

Gegen Schwangerschaftsende werden Sie auf Erreger von Hepatitis-B untersucht. Sollten Sie davon betroffen sein, wird Ihr Baby gleich nach der Geburt dagegen geimpft.

07 Toxoplasmose

Die meisten Menschen haben unbemerkt diese Krankheit durchgemacht und sind dagegen immun. Bei Unsicherheit ist ein Test ratsam.

08 HIV-Test

Dieser kostenlose Test darf nur mit Ihrer Einwilligung durchgeführt werden. Er ist aber sinnvoll, da bei einem positiven Ergebnis Mutter und Kind behandelt werden und die Geburtshelfer besondere Vorkehrungen treffen können.

Was immer untersucht wird

Bei jedem Vorsorgetermin werden neben einer vaginalen Untersuchung Ihr Gewicht und Ihr Blutdruck gemessen sowie Ihr Blut getestet:

› Ihr Gewicht gibt Auskunft über den Schwangerschaftsfortschritt. Weder eine zu geringe noch eine zu rasche Gewichtszunahme sind wünschenswert, da darunter die Entwicklung des Babys leiden kann.

› Bei Blutdruckwerten über 140/90 mmHg, steigt das Risiko, dass die Plazenta nicht ausreichend durchblutet wird. Ihr Arzt entscheidet über eine medikamentöse Therapie. Auch bei niedrigem Blutdruck unter 100/60 mmHg wird geprüft, ob das Kind gut versorgt ist.

› Durch regelmäßige Blutuntersuchungen wird die Konzentration von Hämoglobin (Hb), dem »Eisenwert«, bestimmt.

› Mit einem Streifentest wird der Urin nach Bakterien oder Blutkörperchen, Eiweiß oder Zucker untersucht.

› Bei der vaginalen Untersuchung wird der Zustand des Muttermundes (die Öffnung der Gebärmutter), der pH-Wert und der Zustand der Zervix (Länge, Festigkeit und Stand des Gebärmutterhalses) festgestellt.

Alles in Ordnung, Baby?

Darüber hinaus verschafft sich die Hebamme oder der Gynäkologe einen Eindruck von der Entwicklung Ihres Kindes:

› Ihr Bauchumfang wird gemessen. Über den Bauch wird ertastet, ob Ihr Baby gut wächst, ob genügend Fruchtwasser vorhanden ist und wie das Kind liegt.

› In den letzten zwei bis drei Monaten können Sie bei jedem weiteren Vorsorgetermin für etwa 30 Minuten an einen Herzton-Wehenschreiber (Cardiotokograph, CTG) angeschlossen werden. Mit diesem speziellen Ultraschallgerät lassen sich die Herztöne Ihres Kindes überwachen und feststellen, ob es bereits zu vorzeitigen Wehen kommt.

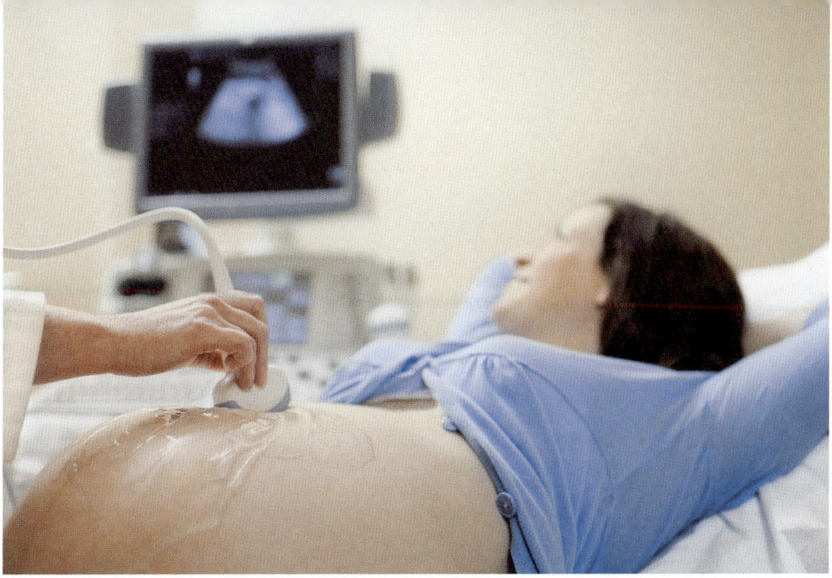

Das Fenster zum Baby: Mit Ultraschall kann Ihr Arzt Ihr Baby ohne Risiken untersuchen.

Ultraschall: Ihr Baby im Bild

Der Schallkopf des Ultraschallgeräts sendet Wellen in Ihren und in den Körper Ihres Kindes. Aus dem Muster, das die Wellen zurückwerfen, entsteht auf dem Bildschirm eine zwei- oder dreidimensionale Darstellung Ihres Babys, seiner Organe und Gefäße. Drei Untersuchungen mit Ultraschall (Sonographie) sind vorgesehen:

› Zwischen der neunten und zwölften Schwangerschaftswoche wird geklärt, ob sich das Ei richtig in der Gebärmutter eingenistet hat, ob Sie Zwillinge bekommen und wie lange Sie schon schwanger sind. Anhand der gemessenen Daten wird auch der Geburtstermin bestimmt.

› In der 18. bis 22. Schwangerschaftswoche misst der Arzt Kopf und Körper Ihres Kindes, prüft die Entwicklung seiner inneren Organe sowie Lage und Größe der Plazenta und die Fruchtwassermenge.

› Bei der dritten und letzten Ultraschalluntersuchung zwischen der 29. und 32. Schwangerschaftswoche wird erneut das Wachstum und die Lage Ihres Kindes vor seiner Geburt überprüft.

Bereit für Ihr Baby

Ein vollkommen neuer Lebensabschnitt beginnt mit der Geburt Ihres Babys. Deshalb möchten Sie und Ihr Partner so gut wie möglich auf dieses große Ereignis vorbereitet sein.

Der Geburtsvorbereitungskurs

Das beginnt mit der Wahl eines richtigen Geburtsvorbereitungskurses, geht über die Entscheidung für den Geburtsort, an dem Sie Ihr Kind auf die Welt bringen wollen, bis hin zu Informationen über die Geburt selbst. Denn je besser Sie infor-

WICHTIG

Im Kurs erfahren Sie alles was Sie wissen möchten, über ...

- die Wehen und die Geburt;
- Hilfe bei leichten Schwangerschaftsbeschwerden;
- Blasensprung oder auch ausbleibenden Wehen;
- Entspannungs-, Atem- und Massagetechniken zur Geburtserleichterung;
- die möglichen Gebärhaltungen während der Geburt;
- was Ihr Partner für Sie tun kann;
- Möglichkeiten zur Schmerzlinderung (siehe dazu Seite 95) beziehungsweise die medizinische Versorgung vor, während und nach der Geburt sowie eine kurze Aufklärung über eventuelle Schwierigkeiten bei der Geburt und die damit verbunden Eingriffe (zum Beispiel Kaiserschnitt);
- die erste Zeit nach der Geburt (wie das Stillen und Pflegen des Säuglings, das Wochenbett und die Rückbildung).

miert sind, desto selbstbewusster und klarer können Sie wichtige Entscheidungen treffen. Besuchen Sie einen Kurs in einer Geburtsklinik oder in einem Krankenhaus mit Entbindungsstation, so steht auch die Besichtigung des Kreißsaals oder des Geburtszimmers mit auf dem Programm. Zudem lernen Sie in einem Kurs auch andere Frauen und Paare zum Erfahrungsaustausch kennen. Das ist bei Unsicherheiten sehr hilfreich – und davon profitieren nicht nur Erstgebärende.

Wer bietet Kurse an?

Geburtsvorbereitungskurse werden meistens von Beleghebammen angeboten oder von Hebammen an einer Klinik. Auch Krankengymnastinnen (Physiotherapeutinnen) oder geschulte Geburtsvorbereiterinnen der Deutschen Gesellschaft für Geburtsvorbereitung (Infos im Internet über www.GfG.de) bieten Kurse an. Alternativ wenden Sie sich an die Familienbildungsstätten, Mütterzentren, Geburtshäuser oder die Familienplanungsberatung der Pro Familia. Einen Überblick über Angebote in Ihrer Nähe finden Sie auch bei Ihrem Frauenarzt, Ihrer Frauenärztin oder Ihrer Vorsorgehebamme. Freiberufliche Hebammen bieten auch Kurse in Geburtskliniken, Hebammenpraxen oder in Geburtshäusern an.

Ihr Geburtsvorbereitungskurs sollte eine vertraute Atmosphäre bieten, in der Sie sich wohlfühlen.

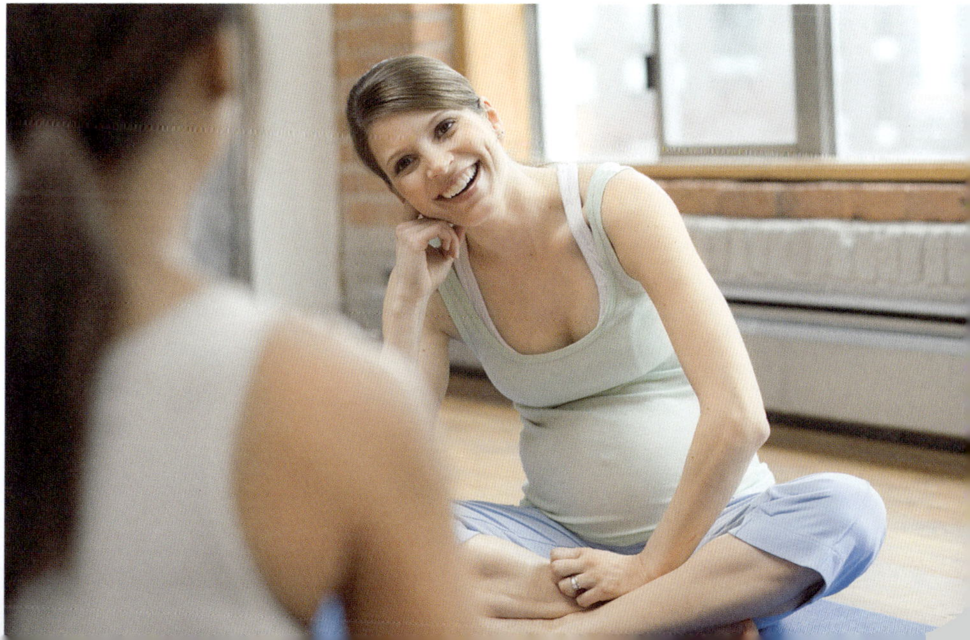

Die folgenden Themen werden in allen Kursen behandelt:

Atem- und Entspannungstechniken

Alles über Geburt, Gebärhaltungen und Schmerzlinderung

Partnerschaft

Geschwisterkinder

Alles über das Wochenbett und Stillen

Was sonst noch wichtig ist

Wo soll unser Baby ankommen?

Von der Geburt zu Hause über eine ambulante Entbindung in einer Klinik bis hin zu einem mehrtägigen stationären Aufenthalt: In Sachen Geburtsort haben Sie die Wahl.

In einer Klinik

Es gibt verschiedene Gründe, die für eine Geburt in einer Klinik sprechen: Sollten Sie Ihr erstes Kind erwarten, kann es sein, dass Sie sich im Rahmen eines Krankenhauses und seiner umfassenden medizinischen Betreuung sicherer fühlen. Auch bei Zwillings- und Mehrlingsgeburten sowie bei Frühgeburten ist eine Klinik der Geburtsort der Wahl. Sollten während Ihrer Schwangerschaft gesundheitliche Probleme aufgetreten sein oder sich bei früheren Geburten Komplikationen eingestellt haben, mag eine Klinikgeburt ratsam sein. Die meisten dieser Kliniken bieten Infoabende an, bei denen Sie sich Klinik, Kreißsaal und Neugeborenenstation genau ansehen können. Danach können Sie in einem Klinikgespräch weitere wichtige Details in Erfahrung bringen und persönliche Fragen stellen.

Das spricht für die Geburt in einer Klinik

› Erstgebärende fühlen sich in einer Klinik sicherer.
› Die Klinik bietet ein Höchstmaß an Sicherheit bei Komplikationen während der Geburt (wichtig vor allem für Risikoschwangere).
› Sie und Ihr Baby erhalten in einer Klinik rund um die Uhr – vor, während und nach der Geburt – eine optimale medizinische Versorgung.
› Nachteil: Sie kennen Ihre Geburtshebamme normalerweise nicht.

Ambulant in einer Klinik

Ihre Schwangerschaft verlief problemlos. Sie wünschen sich für den Zeitpunkt der Geburt Ihres Babys jedoch die Sicherheit einer Klinik. Danach möchten Sie aber Ihr Kind mit sich nach Hause nehmen und in Ihren eigenen vier Wänden die Zeit des Wochenbetts verbringen: Bei einer sogenannten ambulanten Geburt bringen Sie Ihr Baby in der Klinik zur Welt. Sie können dann nach einigen Stunden – sofern Sie und Ihr Kleines wohlauf sind – wieder nach Hause. Wenn Ihnen diese Geburtsvariante am ehesten zusagt, sollten Sie vorher Folgendes planen:

- Engagieren Sie frühzeitig eine Hebamme, die Sie und Ihr Baby nach der Geburt zu Hause versorgt. Sollten Sie bereits während Ihrer Schwangerschaft von einer Hebamme betreut worden sein, wird diese auch die Nachsorge übernehmen.
- In den ersten Tagen nach der Geburt sollten sich eine Haushaltshilfe, Freunde oder Großeltern zuverlässig um Ihren Haushalt kümmern, Ihren Partner unterstützen und Sie versorgen. Organisieren Sie sich also rechtzeitig Hilfe.

Das spricht für eine ambulante Geburt

- Maximale Sicherheit durch Fachpersonal und technische Ausstattung.
- Möglichkeit zu schmerzlindernden medizinischen Maßnahmen wie etwa eine Periduralanästhesie (PDA) (siehe Seite 95).
- Persönliche Betreuung durch eine eigene, freiberufliche Hebamme (erkundigen Sie sich dazu vorher in der Klinik).
- Rückkehr in die vertraute Umgebung schon zwei bis sechs Stunden nach der Geburt (abhängig vom Geburtsverlauf).

In einem Geburtshaus

Sie wünschen sich eine Geburt in Anwesenheit Ihrer vertrauten Hebamme und Ihrem Partner in entspannter, häuslicher Atmosphäre. Nach der Geburt möchten Sie mit Ihrem Kind gerne wieder nach Hause. Sofern Sie einen normalen Schwangerschaftsverlauf hatten und vielleicht auch schon eine Geburt hinter sich haben, sind Sie in einem Geburtshaus gut aufgehoben.

Auch bei dieser Variante für eine gute Betreuung sollten Sie für die nächsten Tage sorgen. Die Kosten für eine Geburt im Geburtshaus werden von den gesetzlichen

Krankenkassen übernommen. Für die Rufbereitschaft Ihrer Hebamme wird eine privat zu zahlende Pauschale fällig.

Das spricht für eine Geburt im Geburtshaus

› Natürliche Entbindung ohne technische Geräte in persönlicher Atmosphäre.
› Intensive Betreuung durch eine Hebamme vor, während und nach der Geburt.
› Sicherheit von Mutter und Kind durch nahen Weg zur nächsten Klinik.

DAS MUSS MIT

Auch bei einer ambulanten Geburt sollten Sie einige wichtige Utensilien dabei haben, die Sie rechtzeitig einpacken sollten.

Für Sie:

- ☐ ein bequemes, langes T-Shirt für die Geburt
- ☐ Haargummis oder Haarband
- ☐ warme Socken
- ☐ Lippenbalsam, eventuell Massageöl für den Rücken
- ☐ eventuell ein entspannendes Duftöl für die Aromalampe
- ☐ bequeme flache Schuhe
- ☐ bequeme Kleidung für die spätere Heimfahrt
- ☐ eine Einmal-Unterhose und einen Slip zum Darüberziehen
- ☐ einen bequemen Still-BH
- ☐ Stilleinlagen (gibt es auch aus Naturfasern)
- ☐ Mutterpass

Für die Dusche danach:

- ☐ ein Duschhandtuch
- ☐ Shampoo, Duschgel, Deo
- ☐ Haarbürste und/oder Kamm, Föhn
- ☐ Körperlotion und Funktionsöl (für Bauch, Beine und Po)
- ☐ Binden (Wöchnerinnenvorlagen ohne Plastik)

Für Ihr Baby:

- ☐ eine Erstlingsgarnitur (Body, Hemdchen, Strampler, Jäckchen, Mütze, Söckchen)
- ☐ Erstlingswindeln
- ☐ einen Fellsack
- ☐ eine Tragetasche
- ☐ ein Moltontuch als Unterlage unter das Köpfchen

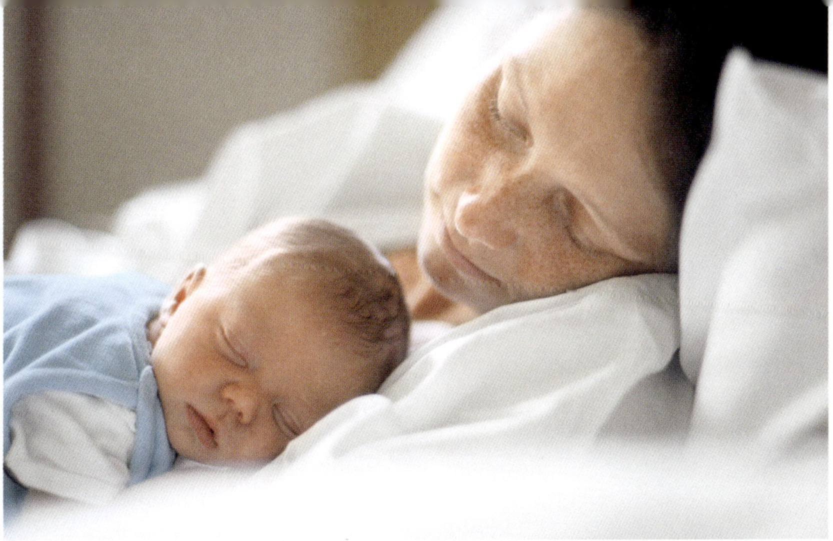

Die vertraute Atmosphäre zu Hause wirkt auf die Gebärende sehr entspannend.

Zu Hause

Für erfahrene Mütter ist bei einem normalen Schwangerschaftsverlauf eine Hausgeburt durchaus eine Alternative, zumindest wenn sie keine Zwillinge oder Mehrlinge erwartet und bereits spontan (also nicht per Kaiserschnitt) geboren hat. Zu Hause können Sie die Geburt selbstbestimmt und in Ihrer vertrauten Umgebung mithilfe Ihrer vertrauten Hebamme gestalten. Hausgeburtshebammen verfügen über entsprechende Ausrüstungen, um das Neugeborene zu überwachen und bei Bedarf Erste Hilfe zu leisten. Sollten dennoch Probleme auftreten, wird die Mutter in die Klinik gebracht. Deshalb ist es auch bei einer Hausgeburt erforderlich, sich für Notfälle ein Krankenhaus zu suchen. Kümmern Sie sich zudem rechtzeitig um eine Hausgeburtshebamme, die Sie berät, sowie um Hilfe im Haushalt.

Das spricht für eine Hausgeburt

- Geburt in vertrauter Atmosphäre.
- Persönliche, intensive Betreuung durch eine Hebamme, die Sie bereits während der Schwangerschaft und auch nach der Geburt Ihres Babys betreut.
- Das Baby erfährt sofort nach der Geburt eine intensive Bindung zu Eltern und seinen älteren Geschwistern.

DAS KLINIKGESPRÄCH

Folgende Fragen sind für Ihr Gespräch in der Geburtsklinik wichtig:

Allgemeines

› Welche Gebärhaltungen sind mir während der Geburt möglich?

____

____

____

____

____

› Arbeitet die Klinik mit freiberuflichen Hebammen oder Belegärzten zusammen?

☐ Ja ☐ Nein

› Steht jederzeit ein Narkosearzt (Anästhesist) zur Verfügung?

☐ Ja ☐ Nein

› Gibt es eine Frühgeborenen- oder Intensivstation?

☐ Ja ☐ Nein

› Gibt es offene Besuchszeiten?

☐ Ja ☐ Nein

Wehen und Geburt

› Besteht eine durchgängige Geburtsbetreuung durch eine Hebamme?

☐ Ja ☐ Nein

› Haben die Hebammen Erfahrungen in alternativen Heilmethoden, wie Homöopathie, Phytotherapie oder Akupunktur?

____

____

____

____

› Wie werden Geburtseinleitung, Blasensprengung, Schmerzmittel und Monitorüberwachung während der Wehen gehandhabt?

____

____

____

____

DAS KLINIKGESPRÄCH

› Wie viele Begleitpersonen dürfen Sie mitnehmen?

› Wie häufig kommt es zu Saugglockengeburten und Kaiserschnitten?

› Wie hoch ist die Dammschnittrate der Klinik?

› Kann der Partner auch bei einem Kaiserschnitt anwesend sein?

☐ Ja ☐ Nein

Nach der Geburt

› Wie viele Betten stehen in den Zimmern? Gibt es Einzelzimmer? Was kosten sie? Gibt es ein eigenes Bad für mich?

› Wie lange dauert normalerweise der Aufenthalt nach der Geburt?

› Gibt es Rooming-in? Wird das Baby immer bei mir sein oder nachts ins Säuglingszimmer gebracht?

› Welche Unterstützung wird beim Stillen angeboten?

› Gibt es besondere Angebote des Speiseplans, wie beispielsweise vegetarische Kost?

› Was müssen wir mitbringen: Verpflegung für meinen Partner, Tee, Kissen, Handtücher und Windeln?

Was ich noch fragen möchte:

Wie soll unser Baby geboren werden?

Kliniken oder Geburtshäuser haben nicht nur unterschiedlich ausgestattete Geburtszimmer, sondern bieten auch verschiedene Gebärmöglichkeiten und schmerzlindernde Techniken an.

Selbstbestimmt und geborgen

In einem Geburtshaus oder bei einer Hausgeburt ist Ihre Hebamme Ihre vertraute und erfahrene Geburtsbegleiterin. Das heißt:

› Sie werden ermutigt, bei der Geburt aktiv mitzuarbeiten. Auch können Sie entscheiden, ob Sie während der Wehen in Bewegung bleiben und welche Gebärposition Sie einnehmen möchten.

› Auf schmerzstillende Medikamente wird verzichtet, dafür helfen Atem- und Entspannungstechniken, Massagen, Homöopathie, Phytotherapie, Akupunktur oder auch ein warmes Bad, um besser mit den Schmerzen fertig zu werden.

› Während der Geburt herrscht eine ruhige, angenehme Atmosphäre und der Raum ist nur gedämpft beleuchtet. Das wirkt auf Sie beruhigend und ist für die Augen Ihres Kindes optimal.

› Sowohl Sie als auch Ihr Partner können das Baby direkt nach der Geburt in die Arme nehmen und sich viel Zeit dabei lassen.

› Die Nabelschnur wird erst durchtrennt, sobald sie nicht mehr pulsiert.

Optimal abgesichert und medizinisch betreut

Bei einer Krankenhaus- oder Klinikgeburt sowie bei einer Geburt im Geburtshaus können Sie zusammen mit dem Arzt und Ihrer Hebamme einen Geburtsplan aufstellen. In diesem halten Sie fest, wie Sie sich den Ablauf der Geburt vorstellen. So können Sie schon im Vorfeld wichtige Entscheidungen treffen.

GEBURTSPLAN (BEISPIEL)

Begleitung: Mein Partner soll bei der Geburt anwesend sein. Er sollte nach der Geburt die Nabelschnur unseres Babys durchtrennen.
Atmosphäre: Ich möchte Musik hören, mich bewegen, wenn ich dazu Lust habe, und/oder Aromatherapieöle verströmen lassen.
Überwachung: Ich möchte, dass mein Baby durch Ultraschall überwacht wird.
Gebärhaltung: Wenn möglich, möchte ich nicht im Liegen, sondern in einer Position gebären, die mir während der Geburt am angenehmsten erscheint. Ich wünsche mir, dass mich die Hebamme dabei unterstützt.
Schmerzen: Sollten die Schmerzen unerträglich werden, möchte ich auf ein Schmerzmittel (oder auf eine Periduralanästhesie/PDA) zurückgreifen (nur möglich bei einer Klinikgeburt).
Braunüle: Ich möchte auf den Einsatz eines Venenkatheters während der Geburt (nicht) verzichten.
Dammschnitt: Nach Möglichkeit sollte ein Dammschnitt vermieden werden.
Kaiserschnitt: Sollte ein Kaiserschnitt erforderlich sein, möchte ich, dass mein Partner .... bei dem Eingriff anwesend sein darf.
Stillen: Ich möchte mein Kind sofort nach der Geburt (egal, welcher Geburtsmodus erfolgte) anlegen.
Medikamente: Ich möchte, dass mein Kind nach der Geburt keine (oder: alle nötigen) Medikamente erhält.
Aufenthalt: Ich möchte nach der Geburt so rasch wie möglich nach Hause.
Besuch: Ich möchte, dass mich meine Kinder, Freunde und Verwandten so bald wie möglich besuchen dürfen.

MEIN GEBURTSPLAN

Hilfe bei Schmerzen und Komplikationen

Medizinisch eingeleitet werden kann eine Geburt, wenn trotz Blasensprungs die Wehen allzu lange auf sich warten lassen. Auch wenn ein Baby schon weit über den Geburtstermin ist und durch seine Plazenta nicht mehr ausreichend versorgt wird, ist dies angezeigt. Helfen natürliche Mittel wie ein Einlauf nicht, die Darmbewegungen und damit die Wehen in Gang zu setzen, erfolgt die Anregung der Wehentätigkeit entweder durch

- Vaginaltabletten oder ein Scheiden-Gel (die das relativ rasch wehenauslösende Prostaglandin enthalten),
- einen Wehentropf (Infusion des die Gebärmutter und Wehen aktivierenden Hormons Oxytocin) oder
- das Öffnen der Fruchtblase (Blasensprengung: mit einem Finger bringt der Arzt die Blase zum Platzen).

Sowohl bei der sogenannten Blasensprengung als auch beim Verabreichen einer Vaginaltablette oder Scheiden-Gels können die Wehen heftig einsetzen. Beim Wehentropf ist es hingegen möglich, die Intensität der Wehen zu steuern.
Sollte sich die Geburt hinziehen oder Sie das Gefühl haben, die Schmerzen nicht mehr ertragen zu können, kann Ihnen der Anästhesist beispielsweise eine Periduralanästhesie (PDA) legen. Das ist eine lokale Betäubung des Unterleibs, die in die Nähe des Rückenmarkkanals gesetzt wird.

Eine liebevolle Betreuung während der Geburt schenkt der werdenden Mama Sicherheit.

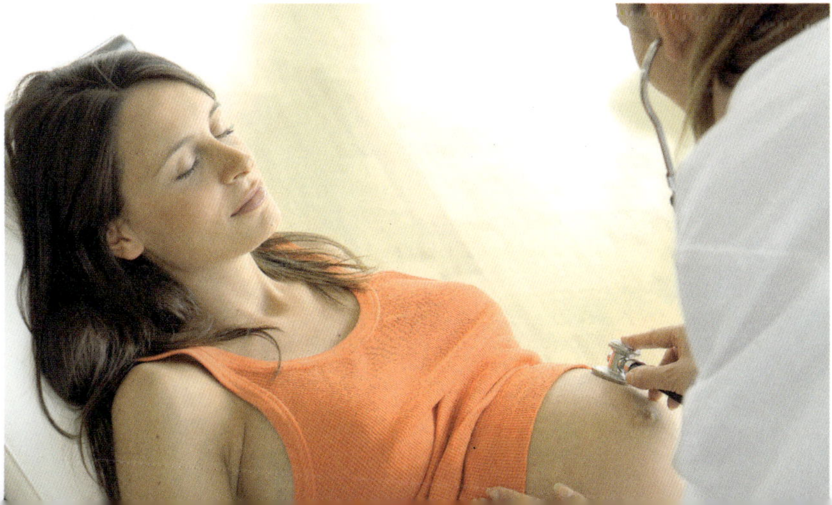

Wann ein Kaiserschnitt ratsam ist

Die Gründe für eine operative Entbindung oder die Zuhilfenahme mechanischer Geburtshilfen können sehr verschieden sein. Insbesondere beim Kaiserschnitt, der in den heutigen Geburtskliniken längst zu den Routine-Eingriffen gehört, unterscheidet man zwischen einem geplanten und ungeplanten Eingriff.
Zu einem geplanten Kaiserschnitt kann Ihr Arzt raten, wenn

- das Ungeborene sehr klein, zart und schwach ist (Frühgeburt),
- das Baby quer im Bauch liegt oder sich in Beckenendlage befindet,
- die Plazenta vor dem Muttermund liegt (Placenta praevia),
- die Mutter akut erkrankt ist (zum Beispiel bei Herpes genitalis, bei Bluthochdruck, Diabetes, verschiedenen Rhesusfaktoren von Mutter und Kind)
- der Kopf des Kindes zu groß für das schmale mütterliche Becken ist,
- Drillinge oder Mehrlinge erwartet werden.

INFO

Die werdende Mutter kann sich nach Belieben auch ohne medizinische Indikation für einen geplanten Kaiserschnitt entscheiden.

Treten bei der Geburt Komplikationen auf oder dauert sie zu lange, entscheiden sich Ärzte entweder für einen Kaiserschnitt oder nehmen Geburtszange oder Saugglocke zur Hilfe. Bei allen Verfahren wird lokal betäubt.

Was Sie für die Geburt brauchen

Wenn Sie sich für einen mehrtägigen Klinikaufenthalt entscheiden, sollten Sie am besten im Lauf des achten Schwangerschaftsmonats Ihre Kliniktasche packen. Wenn es dann losgeht, haben Sie alles bereit. Deshalb: Sehen Sie sich in Ruhe die folgende Liste an, besorgen Sie sich die Sachen, die Sie noch brauchen und stellen Sie die fertig gepackte Tasche griffbereit. Und, falls es am großen Tag besonders schnell gehen muss, sagen Sie unbedingt auch Ihrem Fahrer, wo die Tasche steht.

MEINE KLINIKTASCHE

Kleidung für Sie:

- [ ] 3 Schlafanzüge und/oder Nachthemden zum Aufknöpfen
- [ ] 1 leichter Bademantel
- [ ] bequeme Sportbekleidung für längere Wege im Krankenhaus oder für die Rückbildungsgymnastik
- [ ] 1 bequemes, langes T-Shirt oder Hemd für die Geburt
- [ ] 2 T-Shirts oder Sweatshirts zum Wechseln für die Zeit danach
- [ ] warme Socken
- [ ] 1 dünne Jacke
- [ ] Hausschuhe
- [ ] 3 Paar Socken zum Wechseln
- [ ] 5 Einmal-Unterhosen (für die ersten Tage nach der Geburt)
- [ ] 5 Slips zum Darüberziehen
- [ ] 3 Still-BHs in passender Größe
- [ ] Stilleinlagen

Für die Körperpflege:

- [ ] 3 Handtücher (vorher in der Klinik erkundigen, ob es welche gibt)
- [ ] ausgestatteter Kulturbeutel
- [ ] Nagelpflegeset

Alles für Ihr Baby:

- [ ] je nach Jahreszeit: drei bis vier kurz- oder langärmelige Hemdchen/Bodys
- [ ] 3 Wickeljäckchen und Baumwollhöschen oder Strampler
- [ ] 2 bis 3 Paar Söckchen
- [ ] Jacke und Mützchen für den Weg nach Hause
- [ ] 1 Babydecke
- [ ] Mulltücher/Baumwollwindeln

Wichtige Papiere:

- [ ] Versicherungskarte
- [ ] Mutterpass
- [ ] Personalausweis
- [ ] Heiratsurkunde; bei unverheirateten Mamas: Geburtsurkunde
- [ ] Familienstammbuch

Außerdem:

- [ ] Lippenbalsam
- [ ] Massageöl für die Geburt
- [ ] Snacks und Getränke, um Sie während der Wehen zu stärken (etwa eine Thermoskanne Himbeertee, eine Banane und ein Sandwich)
- [ ] Ihr Telefonbuch (Handys sind meist nicht erlaubt)
- [ ] Stift und Notizblock
- [ ] MP3-Player mit Ihrer Lieblingsmusik
- [ ] gegebenenfalls täglich benötigte Medikamente
- [ ] Fotoapparat mit lichtempfindlichem Film (ohne Blitz fotografieren!)

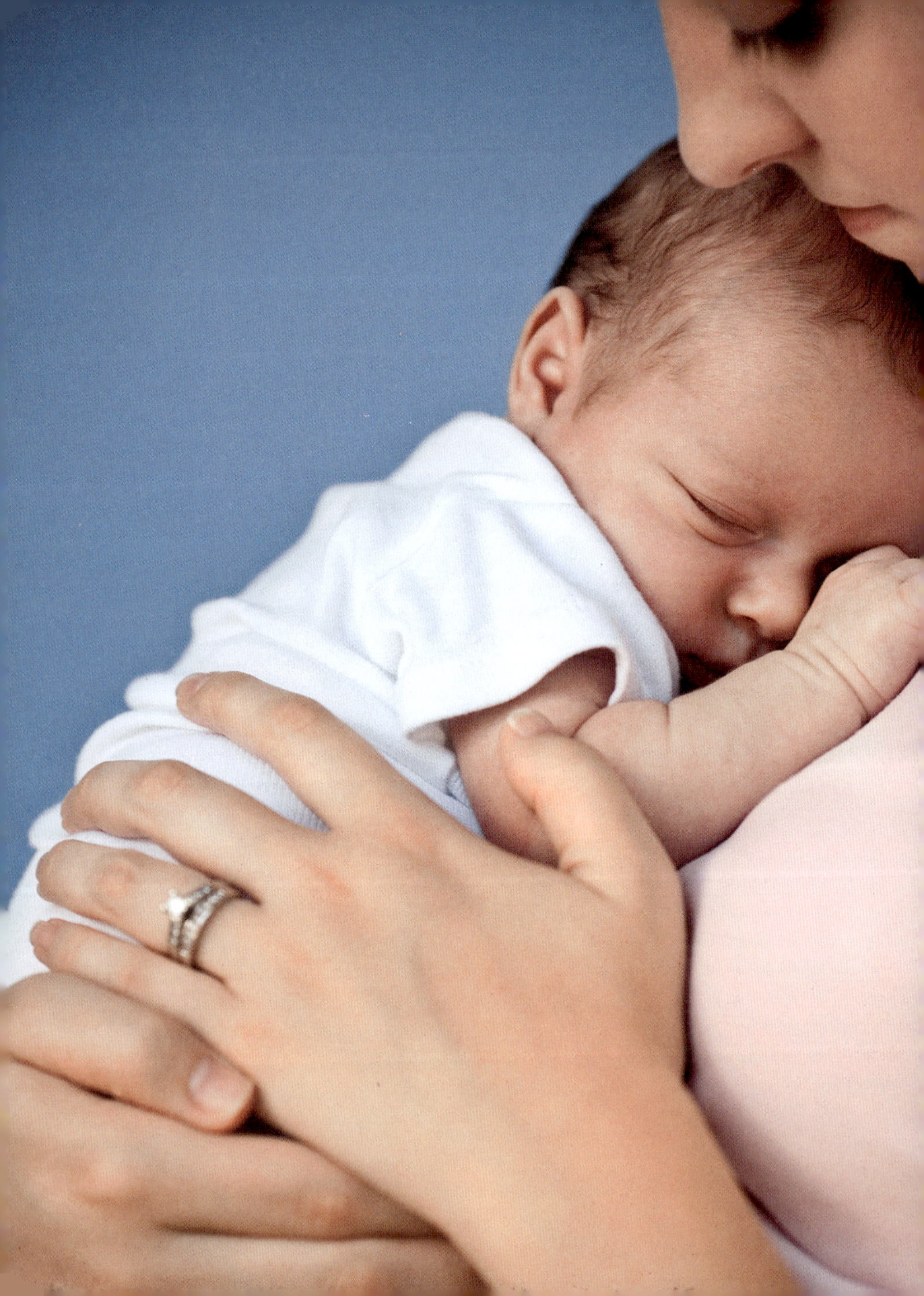

Erste Hilfe bei kleinen Beschwerden

In der Schwangerschaft ist es besonders wichtig, dass Sie sich wohlfühlen. Denn Ihr Baby ist jetzt noch ein Teil von Ihnen. Bei alltäglichen Schwangerschaftsbeschwerden setzen Sie am besten auf Heilmittel der Natur – ohne Nebenwirkungen.

Natürlich lindern und heilen

Ihr Körper arbeitet fast zehn Monate lang auf Hochtouren – und das funktioniert gut, denn die Natur hat vorgesorgt und mithilfe einer Vielzahl von Hormonen alle nötigen Weichen gestellt (siehe nächste Seite). Machen Sie sich deshalb im Falle der einen oder anderen Unpässlichkeit keine Sorgen. Für fast alle typischen, alltäglichen Schwangerschaftsbeschwerden gibt es eine harmlose Erklärung und bewährte, sanfte Heilmittel, die lindernd oder vorbeugend wirken.

WICHTIG

Medikamente mit Bedacht einsetzen

Bestimmte Alltagsbeschwerden oder auch Infekte können Frauen auch in der Schwangerschaft zu schaffen machen. Nur sollten Sie jetzt bei Krankheiten unbedingt mit Ihrem Arzt über geeignete Arzneien sprechen. Denn alle Wirkstoffe der eingenommenen Präparate bekommt auch Ihr Kind zu spüren!

Dennoch kann es durch die hormonelle Umstellung im Lauf der Schwangerschaft zu bestimmten Beschwerden oder ungewohnten Symptomen kommen.

Augenleiden

Im letzten Schwangerschaftsdrittel kann sich Ihre Sehkraft vorübergehend ändern: Eine Kurzsichtigkeit kann sich ebenso verstärken wie eine Weitsichtigkeit. Meistens Fällen normalisiert sich die Sehkraft nach der Geburt wieder. Auch die Zusammensetzung und Menge der Tränenflüssigkeit kann sich ändern und zu trockenen Augen führen.

Was Sie tun können

- Mit einem Raumluftbefeuchter können Sie die Luftfeuchtigkeit auf angenehme 55 bis 65 Prozent erhöhen.
- Vermeiden Sie den Aufenthalt in überheizten oder klimatisierten Räumen.

Achten Sie besonders in Ihrer Schwangerschaft auf natürliche Heilmittel ohne Nebenwirkungen.

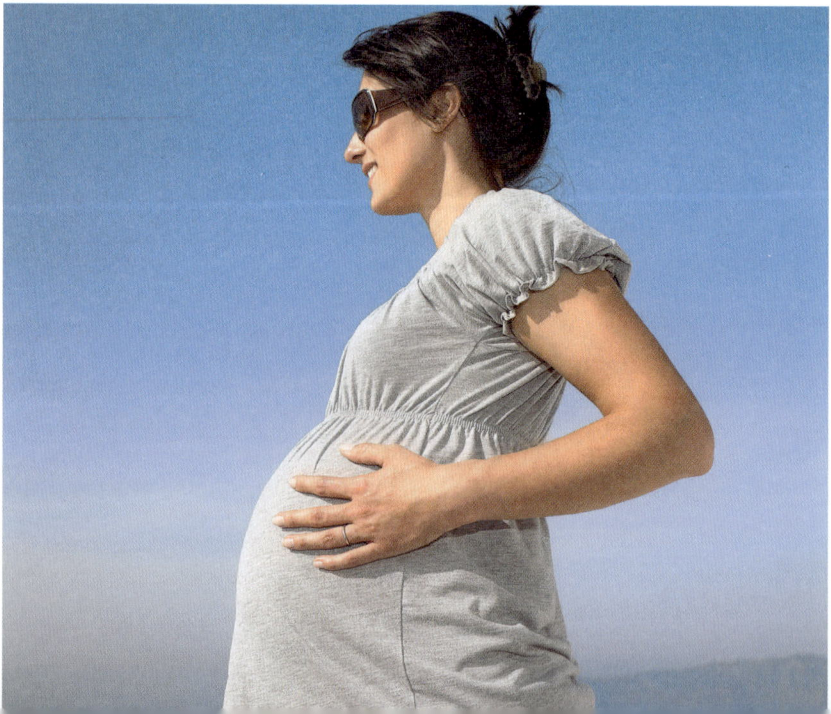

- Vermeiden Sie langes Lesen oder Arbeiten am Bildschirm.
- Gehen Sie viel an die frische Luft, setzen Sie sich dabei aber nach Möglichkeit weder Wind noch Zugluft aus.
- Schützen Sie Ihre Augen mit einer Sonnenbrille.
- Augenbäder, -kompressen oder -tropfen mit Augentrostextrakt (Euphrasia) helfen, rote und überanstrengte Augen zu beruhigen und sie zu befeuchten.
- Sollten Sie normalerweise Kontaktlinsen tragen, benutzen Sie in der Schwangerschaft lieber eine Brille als Sehhilfe.
- Korrigieren Sie Ihre Weitsichtigkeit mit einer stärkeren Brille. Günstige Modelle gibt es in Drogerien oder auch in Supermärkten.

Ausfluss

Ein vermehrter und dünnflüssiger Scheidenausfluss ist wegen der erhöhten Lymphdrüsenaktivität in der Schwangerschaft normal. Ein gesundes Scheidenmilieu ist immer leicht sauer, um das Eindringen von Keimen oder Pilzen zu verhindern. Diese Schutzfunktion können Sie aktiv unterstützen, indem Sie Scheidenspülungen oder Intimsprays vermeiden, auf eine ausreichende Flüssigkeitszufuhr und eine ausgewogene Ernährung achten.

Was Sie tun können

- Tragen Sie bequeme Unterwäsche aus Baumwolle sowie bei Bedarf dünne Slipeinlagen ohne Plastik und nicht zu enge Hosen.
- Naturjoghurt hilft dabei, das Scheidenmilieu zu normalisieren. Dazu tränken Sie einen Tampon mit Joghurt, führen ihn in die Scheide ein und belassen ihn dort ein bis zwei Stunden.
- Vitamin-C-Majoran- oder Melisse-Vaginaltabletten (Apotheke) sind ebenfalls zum Ansäuern des Scheidenmilieus geeignet.
- Die Homöopathie empfiehlt Allium-sativum-Tabletten, die Sie wie einen Tampon in die Scheide einführen. Sie wirken vorbeugend und entzündungshemmend. Dosierung: Ein bis zweimal täglich 2 Tabletten.
- Milchsaure Lebensmittel wie Naturjoghurt, Buttermilch, Kefir, Sauerkraut und eingelegtes Gemüse sorgen für eine gute Säure-Basen-Balance.

Blasenschwäche

Ein verstärkter Harndrang ist vor allem auf die Hormone Progesteron und Östrogen zurückzuführen. Durch deren vermehrte Produktion üben sie eine entspannende Wirkung auf die Blasenmuskulatur aus. Außerdem drückt die Gebärmutter auf die Blase, sodass beim Lachen, Niesen oder Husten unfreiwillig ein paar Tropfen Urin abgehen können. Hinzu kommt, dass Ihr Beckenbereich stärker durchblutet ist, wodurch die Nieren angeregt werden und verstärkt Urin produzieren. Daher ist häufiges Wasserlassen während der Schwangerschaft ganz normal.

Was Sie tun können

› Trinken Sie täglich mindestens zwei bis drei Liter Flüssigkeit (wie stilles Wasser, ungesüßten Kräutertee). Das stärkt Ihre Blase und sie wird gut durchspült.

› Husten und niesen Sie über die Seite, um den Druck auf die Blase zu entlasten.

› Sollten beim Husten, Niesen und Lachen immer wieder einige Tropfen Urin abgehen oder sich der Harndrang stressbedingt verstärken, hilft das homöopathische Mittel Causticum D12. Dosierung: zweimal täglich 5 Globuli.

Blähungen

Blähungen entstehen durch die Ansammlung von Gasen. Diese kommen durch unvollständig verdaute Speisen im Darm zustande. Verantwortlich dafür ist in der Schwangerschaft der erhöhte Spiegel des Hormons Progesteron: Die Muskeln der inneren Organe beruhigen sich und der Darm arbeitet träger. Aber auch der Druck der Gebärmutter auf den Darm beeinträchtigt dessen Tätigkeit. Bei starken Beschwerden suchen Sie bitte Ihren Arzt oder Ihre Ärztin auf.

Was Sie tun können

› Vermeiden Sie blähende Gemüsesorten wie Hülsenfrüchte, Kohl- und Lauchgerichte sowie Zwiebeln (siehe auch Seite 111 f.).

› Essen und kauen Sie langsam. So verdauen Sie Ihre Nahrung bereits im Mund vor, nehmen nicht so viel Luft auf und entlasten ihren Darm.

› Sorgen Sie für mehr Bewegung, zum Beispiel durch regelmäßiges Spazierengehen, Fahrradfahren oder Yoga (siehe Seite 126 f.).

- Tees mit Fenchel, Kümmel oder Anis sowie aus Kamillenblüten und Pfefferminze (aus der Apotheke) – in kleinen Schlucken getrunken – tun jetzt gut.
- Eine sanfte Bauchmassage mit Johanniskraut- oder Mandelöl (aus der Apotheke) hilft, die Krämpfe zu lösen und die Darmtätigkeit anzuregen.

Brustspannen

Durch die vermehrte Ausschüttung von Progesteron und Östrogen sowie das milchbildende Prolaktin werden Ihre Brüste größer: Sie spannen und sind zeitweise sehr berührungs- und bewegungsempfindlich.

Was Sie tun können

- Tragen Sie nur gut sitzende und bequeme BHs.
- Kühle Umschläge mit Lavendelöl wirken schmerzlindernd und entspannend. Dazu mischen Sie 2 Liter kaltes Wasser mit 10 Tropfen Lavendelöl.
- Auch eine sanfte Massage der Brust mit Lavendel- oder Neroliöl bringt Linderung. Mischen Sie dazu 1 Esslöffel Mandelöl mit 3 Tropfen Lavendel- oder Neroliöl.

Hämorrhoiden

Durch den zunehmenden Druck Ihrer Gebärmutter auf Ihren Enddarm werden dort die Venen gestaut. Es kann zu schmerzhaften knotenförmigen Erweiterungen der Mastdarm- und Aftervenen am Darmausgang kommen. In den meisten Fällen bilden sich diese nach der Geburt wieder zurück.

Was Sie tun können

- Achten Sie auf eine ballaststoffreiche Ernährung mit viel frischem Gemüse und Obst und trinken Sie so viel wie möglich. So wird der Darminhalt weicher und kann ohne Druck ausgeschieden werden.
- Rosskastanienzäpfchen oder eine spezielle Hämorrhoidensalbe (aus der Apotheke) lindern die Beschwerden.
- Bei akuten Beschwerden und schmerzhaftem Stuhlgang hilft beispielsweise Collinsonia canadensis D6: dreimal täglich 5 Globuli.

Juckreiz

Besonders im zweiten Schwangerschaftsdrittel leiden viele Schwangere unter Juckreiz. Dieser ist einerseits hormonell bedingt und wird durch die Überdehnung der Haut an den Brüsten, am Bauch, am Po und an den Oberschenkeln verstärkt. Andererseits reizt die verstärkte Schweißbildung empfindliche Hautpartien.

Was Sie tun können

- Tragen Sie bequeme, luftdurchlässige Kleidung, möglichst aus Naturfasern.
- Verwenden Sie hautfreundliche, milde Waschlotionen und verzichten Sie auf Seife, da sie die Haut austrocknen kann.
- Warme Vollbäder mit Meersalz, Kieselerde oder Ölzusätzen wirken lindernd.
- Ölen oder cremen Sie sich nach dem Duschen oder Baden immer ein, zum Beispiel mit einer mildernden, harnsäurehaltigen Emulsion.
- Homöopathie: Starker Juckreiz wird durch Dolichos pruriens D6 gelindert. Dosierung: dreimal täglich 5 Globuli.

Kopfschmerzen

Gerade in den ersten Schwangerschaftsmonaten können gelegentlich Kopfschmerzen auftreten. Das kann daran liegen, dass Ihre Nase durch die Hormonumstellung wie bei einem Schnupfen verstopft ist. Aber auch Erschöpfung, Wetterfühligkeit, Flüssigkeitsmangel oder Nackenverspannungen können dafür verantwortlich sein.

Was Sie tun können

- Frische Luft und regelmäßige Bewegung beugen Spannungskopfschmerzen vor.
- Sorgen Sie dafür, dass Sie ausreichend Flüssigkeit zu sich nehmen (mindestens 2 Liter Mineralwasser oder ungesüßter Kräutertee; siehe auch Seite 111).
- Lassen Sie sich von Ihrem Partner/Ihrer Freundin eine sanfte Schulter- oder Nackenmassage geben, um Verspannungen zu lösen.
- Reiben Sie sich einen Balsam mit Pfefferminzöl (aus der Apotheke oder dem Reformhaus) auf Stirn und Schläfen.
- Bei Erschöpfung, Schlafstörungen und migräneartigen Kopfschmerzen kann Scutellaria D6 wirksam helfen. Dosierung: dreimal täglich 5 Globuli.

Krampfadern

Ihr Gefäßsystem ist durch die vermehrte Blutmenge mehr belastet. Bei einer erblichen Veranlagung zur Bindegewebsschwäche können sich in der Schwangerschaft erweiterte, oberflächliche Venen unter der Haut bilden. Zur Venenerweiterung kommt es, da sich das zum Herz zurückfließende Blut staut, denn die Venenklappen schließen nicht mehr so gut. Schweregefühle in den Beinen, die sich durch Hochlagern lindern lassen, sind ein Hinweis auf Krampfadern. Nach der Geburt verschwinden diese übrigens meist wieder.

Im Wasser fühlen Sie sich auch mit Bauch federleicht.

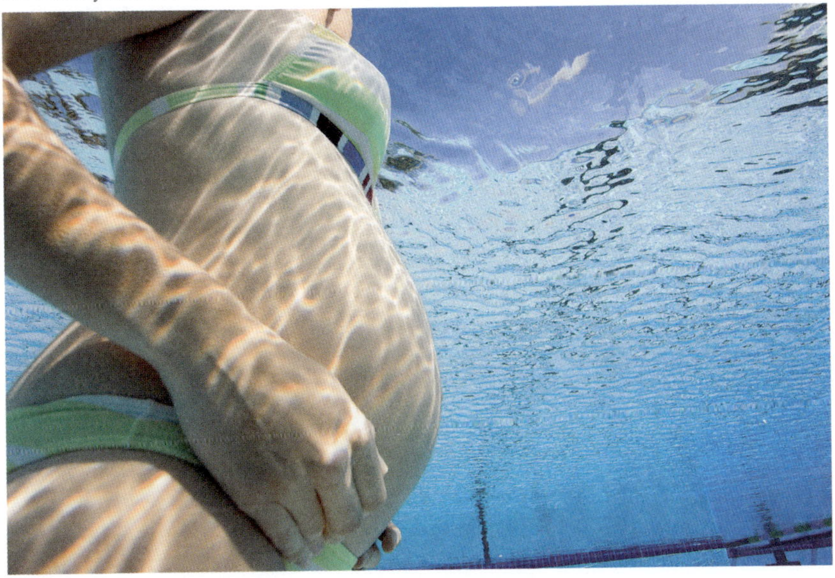

Was Sie tun können

Krampfadern in der Schwangerschaft können Sie vorbeugen, indem Sie:

- nicht zu lange stehen,
- keine warmen Bäder sowie ausgedehnte Sonnenbäder nehmen sowie beim Sitzen Ihre Beine nicht übereinanderschlagen,

- regelmäßig radfahren, spazierengehen, tanzen oder schwimmen,
- Stützstrümpfe oder -strumpfhosen tragen (verschreibt Ihnen Ihr Arzt),
- kalt-warme Wechselduschen nehmen,
- ein kühlendes Gel auf die Beine auftragen,
- die Beine hochlagern sooft es geht (auch nachts im Bett).

Müdigkeit

Fast alle Frauen haben gerade in den ersten Monaten ihrer Schwangerschaft mit bleierner Müdigkeit zu kämpfen. Verantwortlich dafür sind die Hormonumstellung sowie das Abfallen des Blutdrucks. Oftmals kann auch Eisenmangel der Grund für die Erschöpfung sein.

Was Sie tun können

- Gönnen Sie sich sooft es geht Ruhepausen.
- Gehen Sie so viel wie möglich nach draußen an die frische Luft.
- Wechselduschen am Morgen oder ein warmes Vollbad mit Rosmarin bringen Ihre Lebensgeister ebenfalls wieder in Schwung.
- Um Eisenmangel vorzubeugen, helfen regelmäßiges Trinken von rotem Traubensaft sowie Nahrungsmittel mit viel Eisen (siehe Seite 115).
- Hilfreich ist Nux vomica D12. Dosierung: zweimal täglich 5 Globuli.

Rückenschmerzen

Schmerzen im unteren Rücken lassen sich insbesondere im letzten Drittel der Schwangerschaft kaum vermeiden. Durch den wachsenden Bauch ändert sich die Form der Wirbelsäule und damit Ihre Körperhaltung.

Was Sie tun können

- Achten Sie auf eine aufrechte Körperhaltung:
  Stellen Sie sich seitlich vor einen Spiegel und legen Sie eine Hand auf Ihren unteren Rücken und die andere auf Ihren Bauch. Schieben Sie Ihr Becken nach vorne und strecken Sie Ihre Wirbelsäule.

› Rollen Sie beim Gehen bewusst über die ganze Fußsohle ab.
› Laufen Sie oft barfuß und tragen Sie bequeme, flache Schuhe.
› Rückenschwimmen oder Yoga (siehe Seite 126 f.) sorgen für Entlastung.
› Massagen mit entspannenden Ölen (siehe Seite 132) lindern die Beschwerden.
› Warme Bäder mit entspannenden Kräuterzusätzen (Reformhaus oder Apotheke) oder ätherischen Ölen (immer mit 2 bis 3 Esslöffel Sahne mischen, damit sie sich im warmen Badewasser auflösen) wirken wohltuend.

Schwindel und Kreislaufprobleme

Viele schwangere Frauen leiden in den ersten drei Schwangerschaftsmonaten unter Schwindelgefühlen. Der Grund dafür liegt in der Hormonumstellung, was unter anderem auch zu einer Senkung des Blutzuckerspiegels und Blutdrucks führt. Kreislaufprobleme können allerdings ebenso ein Zeichen für Bluthochdruck oder eine durch Eisenmangel bedingte Blutarmut (Anämie) sein.

Was Sie tun können

› Vermeiden Sie Hektik und Stress und schlafen Sie so viel wie möglich.
› Essen Sie kleine Mahlzeiten über den Tag verteilt.
› Bewegen Sie sich regelmäßig an der frischen Luft.
› Morgendliche Wechselduschen bringen Ihren Kreislauf wieder in Schwung.
› Setzen Sie regelmäßig eisenhaltige Nahrungsmittel auf Ihren Speiseplan, zum Beispiel Mangold, Hirse, Soja, Petersilie, Pistazien oder Leberwurst.
› Ferrum metallicum D12 hilft bei Kreislaufbeschwerden durch Eisenmangel. Dosierung: zweimal täglich 5 Globuli.

Sodbrennen

Das unangenehme Brennen und saure Aufstoßen lässt sich in der Schwangerschaft kaum vermeiden, denn die Magensäure gelangt jetzt leichter in den unteren Teil der Speiseröhre. Ursachen dafür sind der Druck der stetig wachsenden Gebärmutter auf den Magen sowie die Magennerven. Hinzu kommt eine Tendenz zur Übersäuerung durch die Hormonumstellung.

Was Sie tun können

- Achten Sie auf eine fett- und säurearme Ernährung. Zu fette Speisen sowie zuviel Kaffee, Süßigkeiten oder Fruchtsäfte können Sodbrennen hervorrufen.
- Nehmen Sie Ihre Mahlzeiten in Ruhe zu sich und kauen Sie bewusst langsam.
- Wenn Sie Ihren Kopf beim Einschlafen hoch lagern, steigt die Magensäure nicht so leicht in die Speiseröhre auf.
- Das homöopathische Mittel Robinia pseudoacacia D6 hilft, das Sodbrennen zu lindern. Dosierung: dreimal täglich 5 Globuli.

Übelkeit und Erbrechen

Zwei von drei Frauen erleben in den ersten Schwangerschaftswochen eine »üble« Phase: Auslöser scheint das Hormon HCG (siehe Seite 16 f.) zu sein, das kurz nach der Befruchtung gebildet wird. Aber auch Stress oder Sorgen können werdenden Mamas auf den Magen schlagen.

Was Sie tun können

- Lassen Sie sich morgens Zeit mit dem Aufstehen und essen oder trinken Sie eine Kleinigkeit: Eine Tasse lauwarmer Ingwertee, eine Banane, ein Apfel, Trockenobst oder ein Stück Zwieback sind erprobte Hausmittel.
- Nehmen Sie tagsüber mehrere kleinere und leichte Mahlzeiten zu sich.
- Homöopathische Mittel, die jetzt helfen, sind Sepia D12 oder Nux vomica D12. Dosierung: zweimal täglich 5 Globuli.

Verstopfung

Die Hormone Östrogen und Progesteron sorgen für einen entspannten Verdauungstrakt. Das führt zu Darmträgheit oder zu ausbleibender Stuhlentleerung.

Was Sie tun können

- Trinken Sie morgens eine große Tasse lauwarmen Ingwertee. Diesen können Sie schon abends vorbreiten: Geben Sie in das aufgekochte, heiße Wasser ein Stück frische, geschälte Ingwerwurzel und füllen Sie es in eine Thermoskanne.

- Trinken Sie tagsüber 1,5 bis zwei Liter stilles Wasser oder ungesüßten Kräutertee.
- Essen Sie ballaststoffreiche Kost wie Vollkornprodukte, frisches Obst, Gemüse und Trockenfrüchte (zum Beispiel Apfelringe, Pflaumen oder Datteln).
- Mehr Bewegung kurbelt die Verdauung an: entweder durch ausgedehnte Spaziergänge, Schwimmen, Radfahren oder Walken.
- Bei unregelmäßigem, hartem Stuhlgang hilft Collinsonia canadensis D6, und zwar dreimal täglich 5 Globuli.

Wadenkrämpfe

Wadenkrämpfe sind schmerzhafte Begleiterscheinungen, vor allem ab der zweiten Schwangerschaftshälfte und nachts. Mineralstoffmangel und ein zunehmender Flüssigkeitsstau in den Beinen sind dafür verantwortlich.

Was Sie tun können

- Strecken Sie als Sofortmaßnahme beide Beine aus und ziehen Sie Ihre Zehen gleichzeitig in Richtung des Schienbeins an. Zur Unterstützung können Sie Ihre Zehen dabei auch mit den Händen umfassen.
- Massage und Wärme sind bei Verkrampfungen immer hilfreich.
- Ein homöopathisches Mittel: Cuprum metallicum D6. Dosierung: Bei Bedarf abends 1 Tablette einnehmen.
- Nahrungsmittel und Wasser mit viel Magnesium und Kalzium beugen vor.
- Bei Mangelerscheinungen (feststellbar durch ein Blutbild) verschreibt Ihnen Ihr Arzt ein Magnesiumpräparat.

INFO

Früher riet man Schwangeren zu Salzverzicht, um Wassereinlagerungen und Bluthochdruck zu vermeiden. Neue Studien zeigen, dass eine salzarme Kost eher ungünstig ist und dass schwangere Frauen wie gewohnt salzen (am besten mit jodiertem Speisesalz) und würzen sollten.

Wassereinlagerungen

Weil die Venen jetzt mehr Flüssigkeit ins umliegende Gewebe abgeben, schwellen Ihre Beine und Füße, Hände und Finger an. Diese Wassereinlagerungen können lästig sein, sind aber kein Grund zur Sorge, solange die Schwellungen nicht zu stark werden. Bedenken Sie, dass Ihr Körper bis zum Ende der Schwangerschaft etwa sieben Liter zusätzliche Flüssigkeit aufnimmt.

Was Sie tun können

› Trinken Sie tagsüber etwa zwei Liter stilles Wasser oder ungesüßten Kräutertee.
› Ergänzen Sie Ihren Speiseplan um hochwertiges Eiweiß (siehe Seite 112 f.).
› Bewegen Sie sich viel (siehe Seite 119 ff.) und legen Sie öfter die Füße hoch.
› Nehmen Sie ihre Ringe ab, bevor sie kneifen.
› Bei großer Hitze oder nach einem warmen Bad: Duschen Sie Ihren Körper oder nur Ihre Arme und Beine mit kühlem Wasser ab.

Zahnfleischbluten

Durch die hormonell bedingte Lockerung des Zahnfleischgewebes sowie durch die veränderte Speichelzusammensetzung ist Ihr Zahnfleisch jetzt besonders anfällig für Entzündungen. Selbst bei guter Mundhygiene kann schon Zähneputzen zu Blutungen führen. Suchen Sie für Kontrolluntersuchungen mindestens zweimal im Lauf Ihrer Schwangerschaft Ihren Zahnarzt auf.

Was Sie tun können

› Spülungen mit Salbei- oder Kamillentee wirken zusammenziehend, entzündungshemmend und desinfizierend.
› Bei empfindlichem Zahnfleisch und Zahnhälsen nehmen Sie Plantago maior D3. Dosierung: dreimal täglich 5 Globuli. Bei einer akuten Zahnfleischentzündung ist Mercurius solubilis D12 empfehlenswert. Dosierung: Am ersten und zweiten Tag vier- bis fünfmal, ab dem dritten Tag zweimal täglich 5 Globuli, höchstens zehn Tage lang.
› Zur Vorbeugung sollten Sie Ihre Zähne beim Zahnarzt professionell reinigen und gegen Karies versiegeln lassen.

Ihr Baby isst und trinkt mit!

Alles, was Sie jetzt zu sich nehmen, wirkt sich direkt auf die Entwicklung Ihres Kleinen aus. Je hochwertiger und frischer also die Qualität Ihrer Nahrungsmittel und je vielseitiger Ihr Speiseplan, desto besser sind Sie beide versorgt.

Worauf es jetzt beim Essen ankommt

- Mindestens 1,5 bis zwei Liter Flüssigkeit am Tag halten Ihren Stoffwechsel und Ihren Kreislauf in Schwung und sorgen dafur, dass Sie sich fit fühlen. Am besten sind natriumarme Mineralwässer, Obst- oder Gemüsesaftschorlen (Mischungsverhältnis: ein Teil Saft, zwei Teile Wasser) sowie ungesüßte Kräutertees.
- Kohlenhydrate aus Brot, Nudeln, Reis, Getreideflocken, am besten aus Vollkorn sowie Kartoffeln und Hülsenfrüchte (wie Bohnen, Erbsen, Linsen) sättigen gut. Diese Nahrungsmittel enthalten kaum Fett, dafür gesunde Stärke.
- Fünf Portionen Obst und Gemüse am Tag sind ideal.

WICHTIG

Erst ab der 16. Woche ist Ihr täglicher Kalorienbedarf erhöht, und dann auch nur um 200 bis 300 Kalorien. Das entspricht in etwa einer großen Banane und einem Apfel oder einem Käsebrot.

- Fettarme Kuh-, Soja-, oder Schafsmilch und Milchprodukte enthalten reichlich Kalzium sowie hochwertiges Eiweiß – beides braucht Ihr Kind, um seine Knochen und Körpergewebe aufzubauen.
- Meer- und Süßwasserfisch sollten zweimal pro Woche auf dem Tisch stehen. Damit decken Sie Ihren Bedarf an Jod und Omega-3-Fettsäuren.
- Zwei- bis dreimal pro Woche ist mageres Fleisch und Geflügelaufschnitt (aus Pute oder Hähnchen) empfehlenswert, um Ihrem Körper hochwertiges Eiweiß und Eisen (aus rotem Fleisch, wie etwa Lamm- oder Rindfleisch) zuzuführen.
- Tierische Fette wie Butter und Schmalz sollten Sie sparsam verwenden. Verwenden Sie in der Küche lieber hochwertige Pflanzenöle mit wertvollen essenziellen Fettsäuren wie Raps- oder Olivenöl.

GESUND ESSEN IM JOB

Damit Sie auch an Ihrem Arbeitsplatz gut mit allen Nährstoffen versorgt sind, ist ein kleiner Vorrat empfehlenswert:

Im Kühlschrank: Mineralwasser, Fruchtsäfte, Naturjoghurt, frisches Obst, Mandelmus (aus dem Bioladen), fettarmer Käse, hart gekochte Eier, Gemüserohkoststicks aus Möhren, Paprika oder Gurke sowie Tomaten, geschnittenes Vollkornbrot, ein Glas Essiggurken oder Rollmöpse für Heißhungerattacken.

In der Schreibtischschublade: Vollkorncracker mit Sesam, Knäckebrot, Trockenobst, Nüsse oder Samen, Teebeutel mit Ihren Lieblingssorten.

In der Handtasche: eine kleine Flasche Wasser oder Saftschorle, Fruchtschnitte ohne Kristallzucker (Reformhaus) für Heißhunger unterwegs.

In der Kantine: frische Salate, Rohkost oder ein klares Süppchen als Vorspeise, danach ein Hauptgericht mit Fisch, Rind-, Kalb- oder Geflügelfleisch, Gemüse und Reis oder Kartoffeln. Zum Nachtisch zu frischen Früchten der Saison oder Obstsalat greifen, natürlich darf's manchmal auch ein Pudding oder ein Stück Kuchen sein.

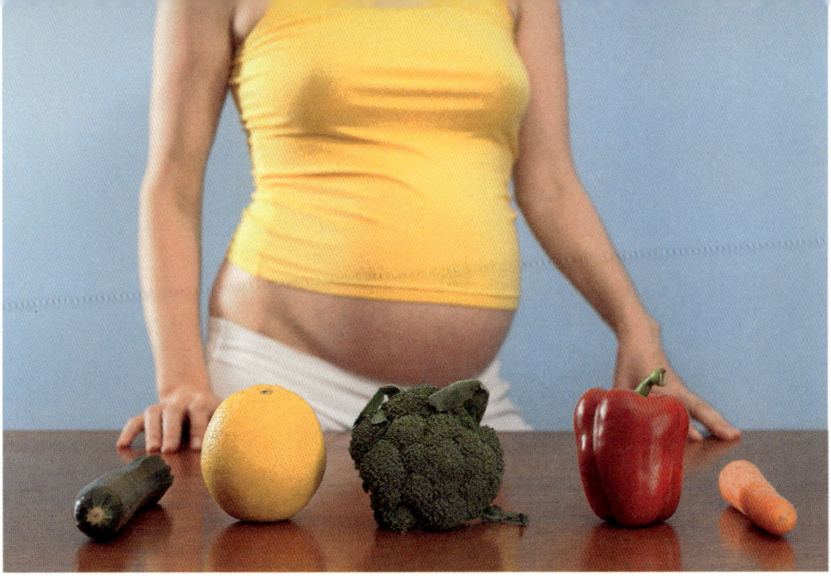

Eine Portion Obst und Gemüse entspricht in etwa einer Handvoll.

Gut gewürzt und etwas gesalzen sollten Ihre täglichen Mahlzeiten sein. Verwenden Sie jodiertes Speisesalz und reichlich frische Kräuter sowie natürliche und nicht zu pikante Aromen zum Würzen.

Einmal täglich können Sie sich – vielleicht zum Dessert – etwas Süßes gönnen.

MEIN SPEISEPLAN

Jeden Tag

- ☐ 5 bis 6 kleine Mahlzeiten
- ☐ Obst, Gemüse und/oder Salate (auch Gemüsesaft)
- ☐ Vollkornprodukte
- ☐ fettarme Milchprodukte (Joghurt, Quark, Buttermilch, Kefir)
- ☐ 1,5 bis 2 Liter Flüssigkeit
- ☐ pflanzliche Fette (wie Sonnenblumen-, Oliven- oder Rapsöl)

Einmal pro Woche

- ☐ mageres Fleisch (wie Geflügel)

Zweimal pro Woche

- ☐ Fisch (wie Lachs, Makrele)

BESSER VERZICHTEN!

Während der Schwangerschaft können Sie im Grunde genauso essen wie zuvor – bis auf wenige Ausnahmen.

Sicherheitshalber streichen:

- Alkohol (er schädigt das Ungeborene und ist ab sofort tabu),
- rohes, nicht durchgegartes Fleisch wie Roastbeef oder Tatar; ebenso Rohwurst, die weder gekocht noch geräuchert ist, z. B. Mettwurst,
- rohen Fisch, wie in Sushi,
- unpasteurisierte Rohmilch und Rohmilchkäse,
- rohe Eier.

In Maßen genießen:

- Pro Tag nicht mehr als zwei Tassen beziehungsweise Gläser Kaffee, schwarzen Tee oder Colagetränke. Das Koffein kann die Aufnahme von Vitaminen, Mineralstoffen und Spurenelementen hemmen.
- Vermeiden Sie Kardamom, Zimt und Nelken. Diese Gewürze wirken unter Umständen wehenanregend.
- Getränke, die Chinin enthalten, bitte nur in sehr geringen Mengen genießen. Dazu gehören zum Beispiel Tonic Water oder Bitter Lemon. Bei regelmäßigem Genuss chininhaltiger Getränke in der Schwangerschaft riskieren Sie Entzugserscheinungen bei Ihrem Neugeborenen.
- Zuckerhaltige Getränke wie Limonaden und Cola machen dick und übersäuern, deshalb sollten Sie diese nur in Maßen trinken. Säfte sollten ohne Zuckerzusätze sein. Verdünnen Sie sie mit Wasser.
- Vorsicht vor zu viel Vitamin A – ein Übermaß könnte dem Ungeborenen schaden. Aufgrund ihres hohen Retinol-Gehaltes (tierische Form von Vitamin A) können Leber und Innereien zu einer Überdosierung führen. Besser ist pflanzliches Beta-Carotin (Vorstufe zu Vitamin A), aus Möhren, gelber und roter Paprika.
- Leber und andere Innereien enthalten außerdem oft einen hohen Anteil an Giftstoffen (wie Quecksilber). In den ersten drei Schwangerschaftsmonaten sollten Sie ganz darauf verzichten und sie danach nur sehr selten genießen.

DIE BESTEN NÄHRSTOFFE

Achten Sie beim Einkauf Ihrer Lebensmittel am besten auf Bio-Qualität. Denn in frischem, unbehandeltem Obst und Gemüse stecken reichlich Vitamine, Mineralstoffe und bioaktive Substanzen.

Folsäure

So viel brauche ich täglich: 400–800µg
Dafür ist sie wichtig: Beugt Neuralrohrdefekten (siehe Seite 19, 33) vor. Wichtig für die Zellteilung.
Da steckt es drin: Grünkohl, Rosenkohl, Eigelb, Vollkornprodukte, Spinat und Brokkoli.

Vitamine der B-Gruppe

So viel brauche ich täglich: 1,9 mg (B_6)
Dafür sind sie wichtig: Aufgrund der erhöhten Eiweißzufuhr ist besonders der Bedarf an Vitamin B_6 erhöht.
Da stecken sie drin: Vollkornprodukte, Milch, Bierhefe, Fisch, Fleisch.

Jod

So viel brauche ich täglich: 100–150 µg
Dafür ist es wichtig: Für die Schilddrüse, die Knochenreifung und die Gehirnentwicklung des Babys.
Da steckt es drin: Seefisch wie Seelachs, Lachs, Kabeljau, Makrele, Rotbarsch, Schellfisch, Scholle, Hering, Heilbutt, Thunfisch, Champignons, Austernpilze, Raps-, Walnuss- und Sojaöl.

Eisen

So viel brauche ich täglich: 30 mg
Dafür ist es wichtig: Blutbildung.
Da steckt es drin: Mageres Schweine-, Rind-, Kalb- oder Geflügelfleisch, Eigelb, Petersilie, Fenchel, dunkelgrünes und rotes Gemüse (wie Grünkohl, Rosenkohl, Spinat, Mangold, rote Bete) Schwarzwurzeln, Hülsenfrüchte, Vollkornprodukte, Hirse, rote Früchte (vor allem Beeren), Nüsse.

Kalzium

So viel brauche ich täglich: 1200 mg
Dafür ist es wichtig: Knochenbildung.
Da steckt es drin: Fettarme Milch von Kuh, Schaf oder Ziege (oder Sojamilch), Käse, Naturjoghurt (oder Sojajoghurt), Quark, Buttermilch, Hülsenfrüchte, Brokkoli, Mangold, Sesam.

Magnesium

So viel brauche ich täglich: 310 mg
Dafür ist es wichtig: Knochenbau, Nerven und Hormonstoffwechsel.
Da steckt es drin: Bananen, Petersilie, Kartoffeln, Obst und Mandeln.

Wieviel darf ich wiegen?

Die Gewichtszunahme in Ihrer Schwangerschaft verläuft in unterschiedlichen Phasen. Sie kann Ihrem Arzt oder Ihrer Hebamme Hinweise auf Ihr Wohlergehen und das des Ungeborenen geben. Deswegen wird im Rahmen der Vorsorgeuntersuchungen auch regelmäßig Ihr Gewicht kontrolliert.

Ihr Idealgewicht

Aus gesundheitlicher Sicht gilt es als optimal, wenn Sie – je nach Ihrem Ausgangsgewicht – durchschnittlich etwa 12 bis 14 Kilogramm zunehmen:

- In den ersten drei Monaten (1. Trimester) werden Sie normalerweise kaum zunehmen. Möglicherweise nehmen Sie in dieser Zeit sogar ab, falls Ihnen Übelkeit zu schaffen macht.
- Ab dem 4. Monat (Beginn des 2. Trimesters) nehmen Sie pro Woche durchschnittlich 250 bis 400 Gramm zu.
- Ab dem 3. Trimester nehmen Sie jede Woche bis zu 500 Gramm zu.

Ihre Zunahme kontrollieren

Die oben erwähnten Gewichtsangaben sind Durchschnittswerte. Sollte Ihr Gewicht leicht darunter oder darüber liegen, machen Sie sich bitte keine Sorgen. Auch die Gewichtszunahme ist bei jeder Frau unterschiedlich. Mithilfe des Body-Mass-Index (BMI) können Sie berechnen, ob Ihre Gewichtskurve normal verläuft. So können Sie auch sichergehen, dass Sie nach der Geburt und Stillzeit nicht zu lange auf überschüssigen Schwangerschaftskilos sitzen bleiben.

WICHTIG

Natürlich sollen Sie in Ihrer Schwangerschaft auf gar keinen Fall Diät halten, außer Ihr Gewicht macht Ihnen gesundheitliche Probleme oder Sie neigen zu Wassereinlagerungen. Ob in diesen Fällen allerdings tatsächlich Maßhalten notwendig ist oder eher eine leichte Ernährungsumstellung hilfreich ist, sollten Sie nur gemeinsam mit Ihrem Frauenarzt besprechen.

MEIN GEWICHT UND MEIN BMI

Mit dieser Formel berechnen Sie Ihren Body-Mass-Index (BMI) zu Beginn Ihrer Schwangerschaft:

$$\frac{\text{Mein Körpergewicht in Kilogramm}}{(\text{Körpergröße in m})^2} = \text{BMI}$$

Beispiel: Eine 1,75 Meter große Frau wiegt in der 6. Schwangerschaftswoche 72 Kilogramm.

$$\frac{72\ \text{kg}}{1{,}75\ \text{m} \times 1{,}75\ \text{m}} = 23{,}51\ \text{kg/m}^2$$

Ein BMI von mehr als 25 gilt als Grenze zum Übergewicht. Ab 30 beginnt starkes Übergewicht (Adipositas). Als untergewichtig gelten Frauen mit einem Wert unter 19. In obigem Beispiel liegt der BMI im Bereich des Normalgewichts.
Die durchschnittliche normale Gewichtszunahme in der Schwangerschaft, berechnet nach dem BMI zu Beginn der Schwangerschaft:

Body-Mass-Index	Wert (in kg/m^2)	Gewichtszunahme
Niedrig	‹ 19,0	12,5 bis 18,0 kg
Normal	19,0 bis 25,0	11,5 bis 16,0 kg
Hoch	25,0 bis 30	7,0 bis 11,5 kg
Sehr hoch	› 30	Nicht über 6,0 kg

Mein Gewicht und mein BMI vor meiner Schwangerschaft

______________________ kg BMI: ______________________

Ihr monatliches Gewicht und Ihren Bauchumfang können Sie auf dem Leporello vor Seite 126 (Rückseite) eintragen!

OFT GEFRAGT

Ich habe in den ersten Schwangerschaftsmonaten zwei Kilogramm abgenommen. Muss ich mir Sorgen um mein Baby machen?
Nein, das Baby bedient sich – so hat es die Natur eingerichtet – aus Ihren Reserven. Oft ist Übelkeit die Ursache für eine Gewichtsabnahme in der Frühschwangerschaft. Mit dem Nachlassen dieser typischen Schwangerschaftsbeschwerde werden Sie wieder wie gewohnt essen können.

Ich habe Heißhungergelüste auf Süßes und Fettes und dabei Angst, zu stark zuzulegen. Was kann ich dagegen tun?
Essen Sie so ausgewogen wie möglich, sodass es gar nicht erst zu Heißhungerattacken kommen kann. Stillen Sie Süßhunger mit Lebensmitteln aus Vollkorn: Der hierin enthaltene Zucker lässt den Blutzuckerspiegel nur langsam ansteigen und hält ihn auch lange stabil. So bleiben Sie lange satt und haben auch keine Lust auf Süßes. Fett macht nicht unbedingt fett: Manche Fettsäuren sind sogar essenziell für das gesunde Wachstum Ihres Babys. Sie stecken vor allem in Pflanzenölen, Nüssen und Samen. Bei Zucker- und Fettfallen handelt es sich häufig um industriell hergestellte Lebensmittel. Bei frisch zubereiteten Gerichten wissen Sie hingegen ganz genau, was darin steckt und können unerwünschte Energiebomben vermeiden.

Ich bin Vegetarierin. Wie soll ich mich in der Schwangerschaft ausgewogen ernähren?
Wenn Sie Ovo-Lacto-Vegetarierin sind (Gemüse, Getreide, Obst, Eier und Milchprodukte) sind Sie auf der sicheren Seite, auch in Sachen Eiweiß. Wenn Sie auf tierische Lebensmittel ganz verzichten, müssen Sie auf eine ausreichende Versorgung mit Vitamin B_{12} (enthalten beispielsweise in Fleisch, Fisch und Eiern) achten.

Ich liebe hin und wieder Desserts wie Mousse au chocolat oder Zabaione. Nun höre ich, dass ich darauf besser verzichten sollte.
Wie wäre es mit cremigen Desserts und dergleichen ohne frische Eier? Sie sind genauso lecker und Sie setzen sich und Ihr Baby nicht dem Risiko von Salmonellen oder Listerien aus. Auch selbst gerührte Mayonnaise mit rohem Ei oder Softeis steht deshalb bis nach der Stillzeit auf dem Index.

Bewegung unter allen Umständen

Bei einem normalen Schwangerschaftsverlauf können Sie Ihr gewohntes Sportprogramm so lange durchführen, wie es Ihnen guttut, so lange Sie keinen unfallträchtigen Sport betreiben.

Fit für die Geburt

Mit einem wohldosierten Fitnessprogramm bereiten Sie sich nicht nur optimal auf die Anstrengungen der Geburt vor, es wirkt sich für Sie und Ihr Kleines auch positiv aus: Ihre Blutzirkulation verbessert sich und damit auch die Sauerstoffversorgung des Babys. Außerdem haben Sie so am besten Ihr Gewicht im Griff.

SANFTES TRAINING

Regelmäßige Bewegung tut jetzt gut

Für Einsteigerinnen: Gewöhnen Sie sich an regelmäßige Bewegungseinheiten: Unternehmen Sie jeden Tag einen halbstündigen Spaziergang in Ihrem Tempo. Später können Sie auch walken. Wenn Sie lieber radfahren, nur zu!

Für Fitness-Mamas: Ausdauer- und Krafttraining können Sie wie gewohnt durchführen. Beim Ausdauersport sollte Ihre Herzfrequenz nicht mehr als 130 Schläge pro Minute betragen. Am besten eine Pulsuhr verwenden! Nach der 18. Schwangerschaftswoche sollten Sie beim Krafttraining die Gewichte reduzieren und Ihre geraden Bauchmuskeln nicht mehr trainieren.

DIE BESTEN SPORTARTEN

Grundsätzlich sind die Sportarten geeignet, die bereits vor der Schwangerschaft betrieben wurden – außer solche, die Körper und Kreislauf zu sehr belasten. Ideal ist eine halbe Stunde Sport drei bis vier Mal pro Woche:

Yoga

Für wen: Für alle Mamas, die sich etwas Gutes tun möchten.
Tut gut, denn: Yoga schenkt Ihnen Ruhe, Kraft und Ausgeglichenheit.
Das bringt's: Es trainiert sanft Muskeln, Bänder und Gelenke und ist ideal zur Geburtsvorbereitung.

Schwangerschaftsgymnastik

Für wen: Für alle werdenden Mamas.
Tut gut, denn: Entlastet den Rücken und die Gelenke.
Das bringt's: Stärkt den Bewegungsapparat und bereitet auf die Geburt vor.

Nordic Walking

Für wen: Für alle werdenden Mamas, die nicht joggen.
Tut gut, denn: Beugt Wassereinlagerungen in den Beinen vor und entlastet den Rücken. Hilft bei Übelkeit und Schwindelgefühlen sowie bei zu niedrigem Blutdruck.
Das bringt's: Verbessert die Ausdauer, regt den Stoffwechsel an und kräftigt die Armmuskeln.

Schwimmen oder Aquafitness

Für wen: Für werdende Mamas mit Neigung zu Krampfadern und stärkeren Wassereinlagerungen.
Tut gut, denn: Verbessert die Durchblutung und den Lymphfluss. Entlastet die Gelenke und den Rücken.
Das bringt's: Verbessert die Ausdauer.

Radfahren

Für wen: Für werdende Mamas, die nicht joggen oder walken.
Tut gut, denn: Entlastet die Gelenke und beugt Wassereinlagerungen vor.
Das bringt's: Stärkt den Kreislauf und das Herz und versorgt Sie mit einer Extraportion Sauerstoff.

Pilates

Für wen: Für Mamas, die mehr für sich tun möchten.
Tut gut, denn: Entlastet den Rücken und die Gelenke.
Das bringt's: Stärkt den Rücken und kräftigt die gesamte Muskulatur. Sorgt dafür, dass Sie nach der Geburt rascher wieder in Form kommen.

Die leichtesten Übungen

Regelmäßige Kräftigungsübungen halten Sie auch mit wachsendem Bauch in Form, stärken Ihnen den Rücken und sorgen dafür, dass Sie fit für die Geburt und die Zeit danach sind. Wenn Sie gerne in der Gruppe üben, können Sie einen Kurs für Schwangerschaftsgymnastik in einer Geburtsklinik, einem Geburtshaus, einer Hebammen- oder physiotherapeutischen Praxis sowie an der nächsten Volkshochschule belegen. Das fällt oft leichter, als sich alleine zu motivieren. Mit etwas Disziplin können Sie aber auch zu Hause etwas für sich tun.

Wichtig: Eine korrekte und möglichst langsame sowie konzentrierte Bewegungsausführung. Achten Sie auch darauf, dass Sie bei allen Übungen ruhig und tief atmen, sodass Sie immer gut mit Sauerstoff versorgt sind. Entscheidend bei allen Gymnastik- und Yogaübungen ist immer die Bewegungsqualität, nicht die Häufigkeit der Wiederholungen!
Für das folgende Gymnastikprogramm benötigen Sie neben bequemer Kleidung und rutschfesten Socken einen Hocker sowie eine Trainings- oder Yogamatte.
Nicht zuletzt: Ob Yoga oder Schwangerschaftsgymnastik – alle in diesem Buch vorgestellten Übungen können Sie auch nach der Geburt Ihres Baby durchführen. So fördern Sie die Rückbildung und bringen sich wieder in Form!

GYMNASTIK TUT GUT

Regelmäßige Übungen stärken den Muskeltonus und die Muskulatur. Sie werden ausdauernder und erhalten sich bis in die letzten Schwangerschaftsmonate Ihre Beweglichkeit. Gymnastik hilft Ihnen so,

- das Mehr an Gewicht zu tragen,
- Sie auf die körperliche Belastung der Geburt vorzubereiten,
- später leichter wieder in Form zu kommen, wenn das Baby geboren ist,
- Rückenschmerzen, Verstopfung, Müdigkeit und Schwellungen zu verringern,
- bei guter Laune zu bleiben und Stress abzubauen,
- tagsüber mehr Energie zu haben und nachts besser zu schlafen.

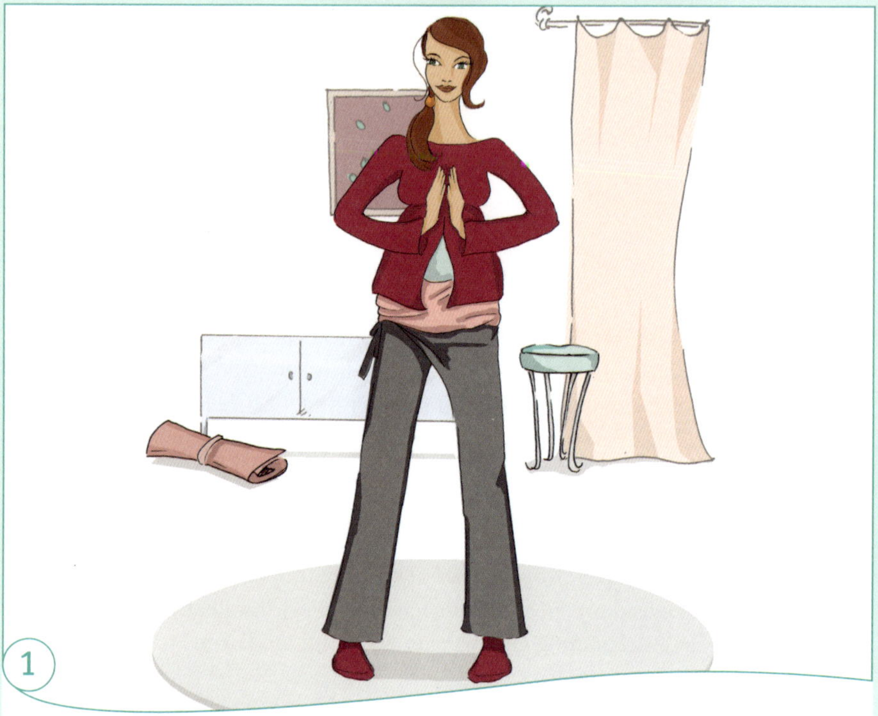

1

Für eine aufrechte Körperhaltung

1. Sie stehen mit hüftweit geöffneten Beinen. Ihr Blick zeigt nach vorne, die Arme hängen locker an den Seiten. Schieben Sie Ihr Becken leicht nach vorne und achten Sie auf eine gerade Körperhaltung.

2. Falten Sie nun Ihre Hände eng vor dem Brustbein, sodass Ihre Ellbogen zur Seite zeigen. Pressen Sie Ihre flachen Hände fest zusammen und drücken Ihre Ellbogen weiter nach außen. Das kräftigt und dehnt alle Muskeln des Brustkorbs und des oberen Rückens. Danach lockern Sie Ihre Arme. Wiederholen Sie die Übung fünfmal.

3. Zum Abschluss verschränken Sie Ihre Hände ineinander und führen sie über den Kopf nach oben. Strecken Sie beim Einatmen Ihre Arme, Ihre Handflächen zeigen dabei nach oben. Beim Ausatmen lassen Sie Ihre Schultern wieder nach unten sinken. Wiederholen Sie diese Bewegung dreimal und steigern Sie sich allmählich auf bis zu zehnmal.

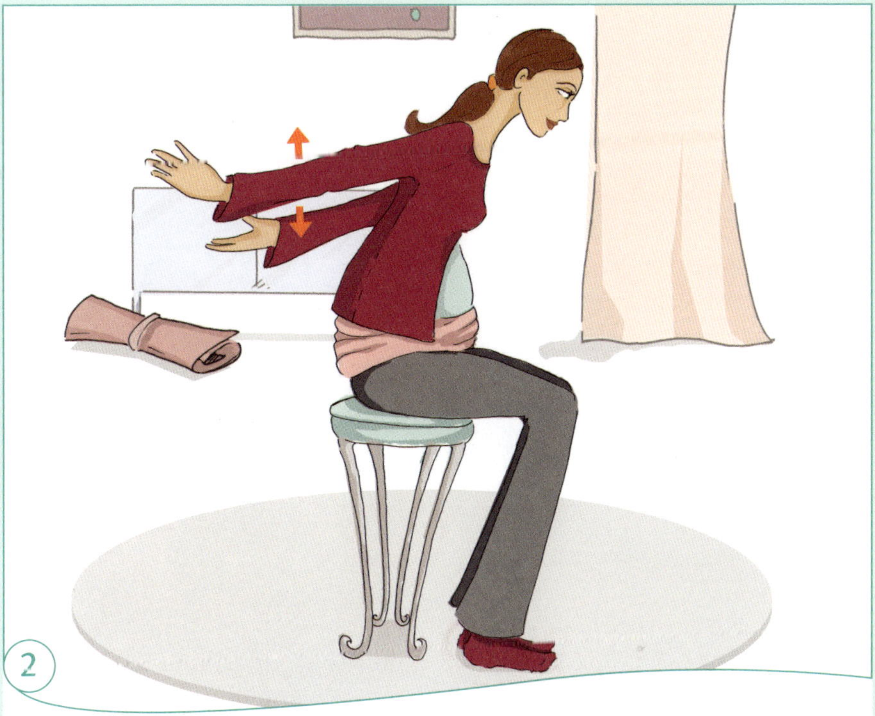

Für straffe Oberarme

1. Sie sitzen auf einem Hocker. Ihre Füße stehen fest auf dem Boden. Neigen Sie nun Ihren Oberkörper leicht nach vorne und strecken Sie beide Arme nach hinten aus. Ihre Handflächen zeigen dabei mit abgespreizten Daumen nach oben. Federn Sie nun Ihre gestreckten Arme zehnmal nach oben und unten. Lassen Sie die Arme wieder locker, machen Sie eine kleine Pause und wiederholen Sie die Übung dann noch zweimal.

2. Drehen Sie dann Ihre Handflächen nach innen und bewegen Sie Ihre Arme zehnmal rhythmisch nach innen und außen. Lassen Sie die Arme wieder locker und wiederholen dies dann noch zweimal.

3. Jetzt strecken Sie Ihre Arme nach vorne und drehen Ihre Handflächen nach unten. Bewegen Sie nun ebenfalls zehnmal mit kleinen Bewegungen Ihre gestreckten Arme auf und ab. Lassen Sie die Arme wieder locker, machen Sie eine kleine Pause und wiederholen Sie die Übung noch zweimal.

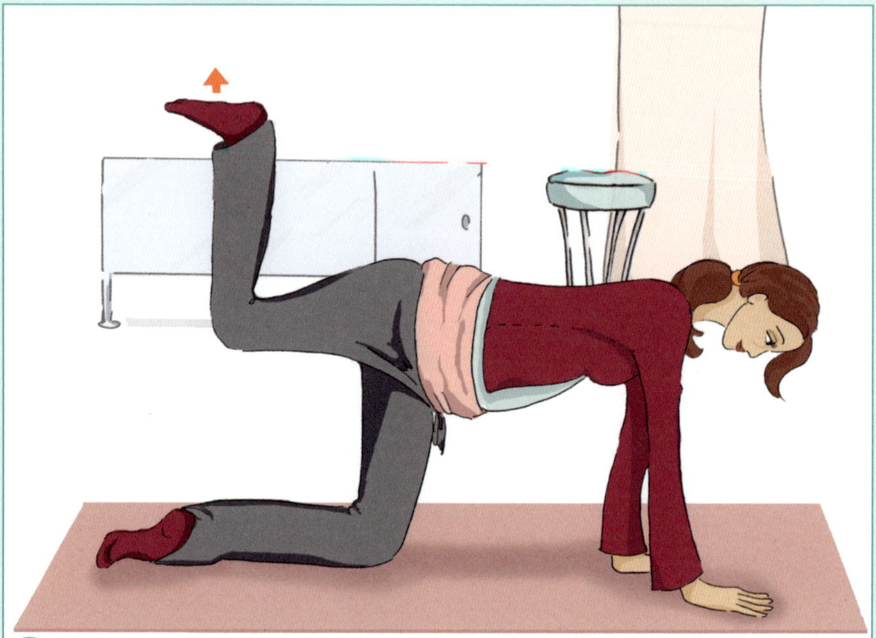

3

Für Rücken und Po

1. Begeben Sie sich auf Ihrer Trainingsmatte in den Vierfüßlerstand. Ihr Rücken und Ihr Kopf bilden eine gerade Linie. Ihre Arme sind durchgestreckt, Ihr Blick ist dabei nach unten gerichtet.

2. Nun winkeln Sie Ihr rechtes Bein an und heben es an. Die Fußsohle zeigt dabei nach oben. Rücken und Oberschenkel bilden eine gerade Linie. Achten Sie darauf Ihren Nacken nicht zu verspannen und schütteln Sie zur Lockerung den Kopf leicht von links nach rechts. Ihr Körpergewicht ruht auf Ihren Armen und dem Knie am Boden. Balancieren Sie sich vorsichtig aus und stellen Sie sich jetzt vor, dass Sie mit Ihrer rechten Fußsohle ein Gewicht nach oben drücken müssten: Drücken Sie sie beim Ausatmen langsam nach oben, halten Sie die Position kurz und lassen Sie dann Ihr Bein mit dem Einatmen wieder sinken, ohne es abzusetzen. Wiederholen Sie die Übung sechs- bis achtmal. Danach wechseln Sie die Seite.

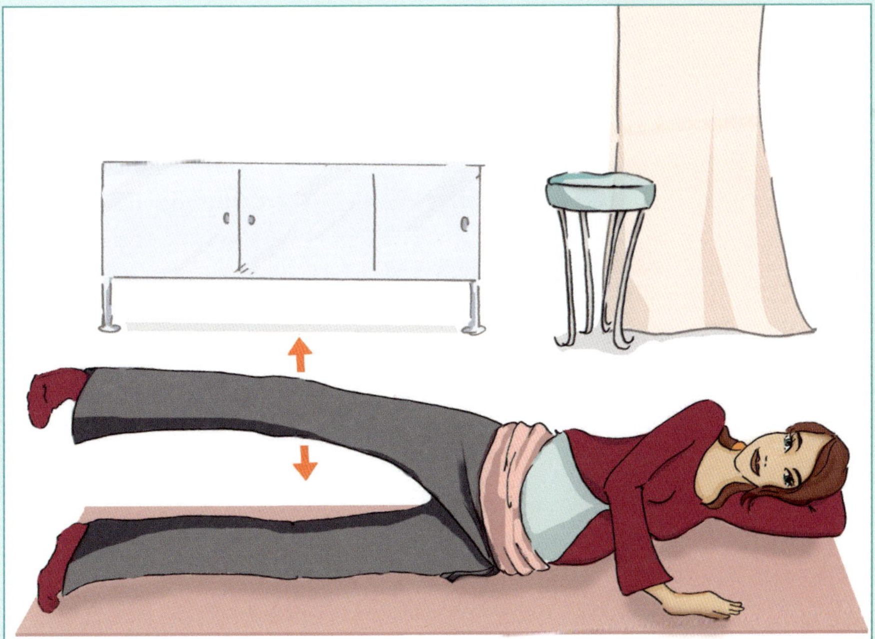

4

Für eine straffe Silhouette

1. Sie liegen auf Ihrer Trainingsmatte auf der Seite. Ihr Kopf ruht auf Ihrem unteren, angewinkelten Arm. Die andere Hand stützt sich vor dem Oberkörper ab, um ihm bei der Übung Halt zu geben. Ihr Rücken und Ihr Nacken bilden eine gerade Linie.
2. Strecken Sie Ihre Beine und ziehen Sie Ihre Fußspitzen an. Heben Sie das oben liegende Bein so langsam wie möglich an und senken Sie es wieder, ohne es abzulegen. Sollte Ihnen zu Beginn Ihres Trainings für die Streckung die Kraft fehlen, können Sie das unten liegende Bein auch etwas anwinkeln, um die Balance zu halten. Das obere Bein sollten Sie allerdings möglichst gestreckt nach oben bringen, um die Taillenmuskeln zu straffen. Halten Sie die Körperspannung. Wiederholen Sie die Bewegung achtmal und wechseln Sie dann die Seite. Führen Sie dann zu jeder Seite noch zwei weitere Durchgänge aus.

Yoga für Schwangere

Mit einem täglichen Yoga-Ritual können Sie viel für die Entspannung von Körper und Geist tun. Gerade für werdende Mamas sind bestimmte Körperstellungen (Asanas) aus dem Yoga als sanftes Training geradezu ideal. Bei jeder Übung werden Gelenke, Muskeln und Bänder gedehnt und gestreckt. So helfen die Asanas dabei, den Körper zu stärken und auf die Geburt vorzubereiten und zugleich die Atmung zu vertiefen. Zudem machen Yoga-Übungen beweglicher und helfen, Verspannungen zu lösen. Die im Leporello gezeigten Yoga-Übungen können Sie in Form eines täglichen Rituals gut zu Hause durchführen. Üben Sie immer langsam und bewusst, atmen Sie langsam und regelmäßig und achten Sie auf eine sorgfältige Bewegungsausführung.

Der beste Zeitpunkt:

Morgens nach dem Aufstehen hilft Ihnen das Üben, leichter in die Gänge zu kommen. Dieser Zeitpunkt ist auch ideal für werdende Mamas, die bereits ein oder zwei Kinder haben. So können Sie, noch bevor der trubelige Familienalltag startet, etwas Gutes für sich tun und haben bereits Ihre erste Bewegungseinheit hinter sich.

Der richtige Ort:

Ideal ist ein Raum, in den Sie sich zum Üben zurückziehen können und in dem Sie ausreichend Platz haben auch für ausladende Bewegungen. Ist der Raum angenehm warm, sollten Sie auch barfuß üben. So haben Sie einen besseren Halt am Boden als mit Socken.

Was Sie für Ihr Yoga-Ritual brauchen:

Zum Üben benötigen Sie bequeme Kleidung, rutschfeste (!) Socken (falls Sie nicht barfuß üben wollen), eine Yogamatte oder eine Decke und eventuell ein kleines Kissen oder Stillkissen sowie einen Stuhl.

Das bringt's:

Jede Yoga-Übungseinheit bringt Sie gut in den Tag. Abends wirkt Yoga entspannend und hilft, leichter zur Ruhe zu kommen. Die tiefe Atmung, die Sie beim Üben quasi nebenbei erlernen, kann Ihnen auch bei der Geburtsarbeit helfen.

Gewichtskontrolle, leicht gemacht

Schwangere mit einem etwas höheren Ausgangsgewicht vor der Schwangerschaft sollten vor allem auf Folgendes achten:

- Essen Sie ausgewogen und vielseitig zusammengestellte sowie vor allem frische, hochwertige Lebensmittel.
- Essen Sie nur, wenn Sie wirklich Hunger haben.
- Nehmen Sie mehrere kleine Mahlzeiten zu sich.
- Verzehren Sie jedes Gericht und jede Kleinigkeit langsam und bewusst. Kauen Sie dabei jeden Bissen gut. So stellt sich schneller ein Sättigungsgefühl ein.
- Nehmen Sie ausreichend Flüssigkeit in Form von kalorienfreien oder -armen Getränken zu sich (zum Beispiel Wasser, Kräutertees, Saftschorlen).
- Heißhungerattacken bremsen Sie aus, indem Sie auf kalorienarme Snacks wie Rohkoststicks, saure Gürkchen oder gekochte Eier setzen.
- Geben Sie ruhig einmal Ihren Gelüsten nach. Sie gehören ebenso zu Ihrer Schwangerschaft wie Ihr Bauch.

Nur kein Gewichtsstress!

Die Gewichtszunahme während der Schwangerschaft verläuft bei allen werdenden Mamas individuell verschieden. Das ist zum Großteil genetisch bedingt. Die einen nehmen in der Frühschwangerschaft ab, bei anderen bleiben das Gewicht und die Figur relativ lange unverändert. Ab dem vierten Monat wächst Ihr Baby und damit Ihre Gebärmutter und sorgt so für eine stetige Gewichtszunahme. Um Hüften, Po und Oberschenkel werden Sie ebenfalls fülliger.

Wie oft soll ich mich wiegen?

Sie können sich so oft wiegen, wie Sie möchten. Ob und wie viel Sie pro Woche zunehmen, wird allerdings deutlicher, wenn Sie sich an einem bestimmten Tag in der Woche wiegen und das Ergebnis in ein Gewichtsdiagramm eintragen. Auf dem nebenstehenden Leporello finden Sie eine Tabelle: Jede Seite umfasst dabei acht Schwangerschaftswochen. Auf der Längsachse können Sie Ihr wöchentliches Wiegeergebnis eintragen. Ideal ist eine stetige und sich langsam entwickelnde Kurve mit einer leichten Aufwärtsbewegung ab der siebten Woche.

Ganz schön schwanger

Sie haben das unverwechselbare Leuchten einer glücklichen Schwangeren in den Augen und auch Ihr Körper blüht jetzt regelrecht auf. Jede werdende Mama strahlt in ihrer Schwangerschaft eine ganz besondere Schönheit aus.

Spieglein, Spieglein ...

Natürlich spürt auch Ihr Baby, wenn Sie sich rundum wohlfühlen. In Ihrem Blut kreisen jetzt Weiblichkeitshormone in Höchstkonzentrationen und geben ihre Signale im Körper ab. Davon profitieren Sie rein äußerlich: Ob Haar, Haut oder Ihre Silhouette – Sie werden mit jeder Schwangerschaftswoche immer schöner! Schenken Sie sich und Ihrem Körper mit der richtigen Pflege noch eine Extraportion Aufmerksamkeit und Wohlbefinden.

Für volles, glänzendes Haar

Normalerweise verlieren wir täglich ein paar Haare und neue wachsen wieder nach. Sichtbar ist dies an der Haarbürste am Morgen. In der Schwangerschaft sorgt der hohe Östrogenspiegel für ungebrochenes Wachstum, kaum Haarausfall, und Ihr Haar ist voller denn je. Zudem wirkt es fester, fülliger und bekommt einen seidigen Glanz. Ein mildes Shampoo und nicht zu häufige Haarwäsche pflegen die Haarpracht jetzt optimal.
In Sachen Färben ist nicht nachgewiesen, ob die Chemikalien das Ungeborene schädigen können. Sicherer sind Strähnchen, da so keine Substanzen auf die Kopfhaut gelangen, sowie Pflanzenfarben (z. B. Henna), die in verschiedenen Nuancen im Drogeriemarkt erhältlich sind.

Für streichelzarte Haut

Viele Frauen genießen ein ebenmäßigeres Hautbild in ihrer Schwangerschaft: Vor allem unreine und eher fettige Haut normalisiert sich. Normale und trockene Haut braucht etwas mehr Pflege. Manche Frauen reagieren auf die Hormonumstellung vor allem im ersten Trimester mit Hautunreinheiten, da ihre Talgdrüsen jetzt verstärkt arbeiten. Verwöhnen Sie Ihren Teint mit einem regelmäßigen Pflegeritual und verwenden Sie Produkte, die auf Ihr Hautbild abgestimmt sind:

- Reinigen Sie Ihr Gesicht morgens und abends mit einem sanften Reinigungsschaum, -gel oder einer Reinigungsmilch.
- Anschließend tragen Sie mit einem Wattepad ein Gesichtswasser auf.
- Bei Hautunreinheiten: Ein- bis zweimal pro Woche hilft ein sanftes Peeling oder eine Maske.
- Verwenden Sie nach der Reinigung am Morgen eine Tagescreme mit einem Lichtschutzfaktor. Ihre Haut ist jetzt viel lichtempfindlicher. Abends schenkt Ihnen eine Nachtcreme reichlich Feuchtigkeit. Der Lichtschutzfaktor in Hautcremes oder Sonnenschutzlotionen mildert auch eine sogenannte »Schwangerschaftsmaske« (Chloasma), die sich bei manchen Frauen im Gesicht bildet. Dabei handelt es sich um hormonell bedingte Pigmentveränderungen auf dem Nasenrücken, den Wangenknochen und um den Mund herum. Diese können sich unter Sonneneinwirkung verstärken. Nach der Geburt Ihres Babys normalisiert sich Ihr Hautbild wieder.

TIPP

Reinigende Gesichtsmaske

Schnelle Hilfe bei Hautunreinheiten bringt eine Maske mit Heilerde, die überschüssigen Talg aufnimmt und Entzündungen lindert.

Zutaten

2 EL Heilerde (Reformhaus, Apotheke)
2 EL Rosenwasser (Apotheke)
½ TL flüssiger Honig

Zubereitung

Verrühren Sie alle Zutaten in einer kleinen Schüssel zu Brei und verstreichen Sie diesen mit einem Holzspatel oder den Fingern auf Ihrem Gesicht. Lassen Sie die Maske zehn Minuten einwirken und spülen sie mit lauwarmem Wasser ab.

Für ein attraktives Dekolleté

Ihre Brüste sind in Vorbereitung auf die Stillzeit jetzt praller und größer als zuvor und die Brustwarzen aufgrund stärkerer Pigmentierung dunkler. Ein Trick der Natur, damit Baby gleich weiß, wo es trinken kann. Gut 600 Gramm mehr wiegen allein Ihre Brüste gegen Ende der Schwangerschaft. Da die Haut, wie am Bauch, allerdings stark gedehnt wird, kann Ihr Busen jetzt auch spannen (siehe Seite 103). Wechselduschen helfen, das unangenehme Gefühl zu lindern. Angenehm sind auch sanfte Abreibungen mit einem Waschlappen, den Sie in kaltes Wasser mit einem Spritzer Obstessig tauchen. Wichtig ist auch die Pflege mit Funktionsölen oder einer reichhaltigen Creme, am besten mit Zusätzen aus Frauenmantel, Tigergras und Vitamin E (aus dem Reformhaus). Diese Inhaltsstoffe festigen das Gewebe und beugen Dehnungsstreifen vor.

Wohlfühlpflege für den Bauch

Die Haut Ihres Bauches muss ähnlich wie die um Ihr Dékolletée eine Extremdehnung aushalten: Rund 100 Zentimeter Bauchumfang sind kurz vor der Geburt normal! Deshalb ist – insbesondere bei einer Neigung zu schwachem Bindegewebe – eine gezielte Pflege ganz wichtig, und zwar am besten von Anfang an: Kalte Duschen beleben die Haut und sie bleibt elastischer. Danach sollten Sie Ihre Haut an Bauch, Po und Oberschenkeln großzügig einölen oder eincremen. Auch Zupfmassagen sorgen dafür, dass das Unterhautgewebe entlastet wird. Im Sommer tun Luft- und Sonnenbäder gut, da sie den Hautstoffwechsel anregen.

INFO

Zupfmassage für Bauch, Beine und Po

Ab der 13. Schwangerschaftswoche sollten Sie die Bauchpflege durch eine sanfte Zupfmassage ergänzen. Das fördert die Durchblutung des Bindegewebes: Zupfen Sie dazu mit kleinen, schnellen Bewegungen kleinere Hautpartien am Bauch und bearbeiten sie so die gesamte Rundung.

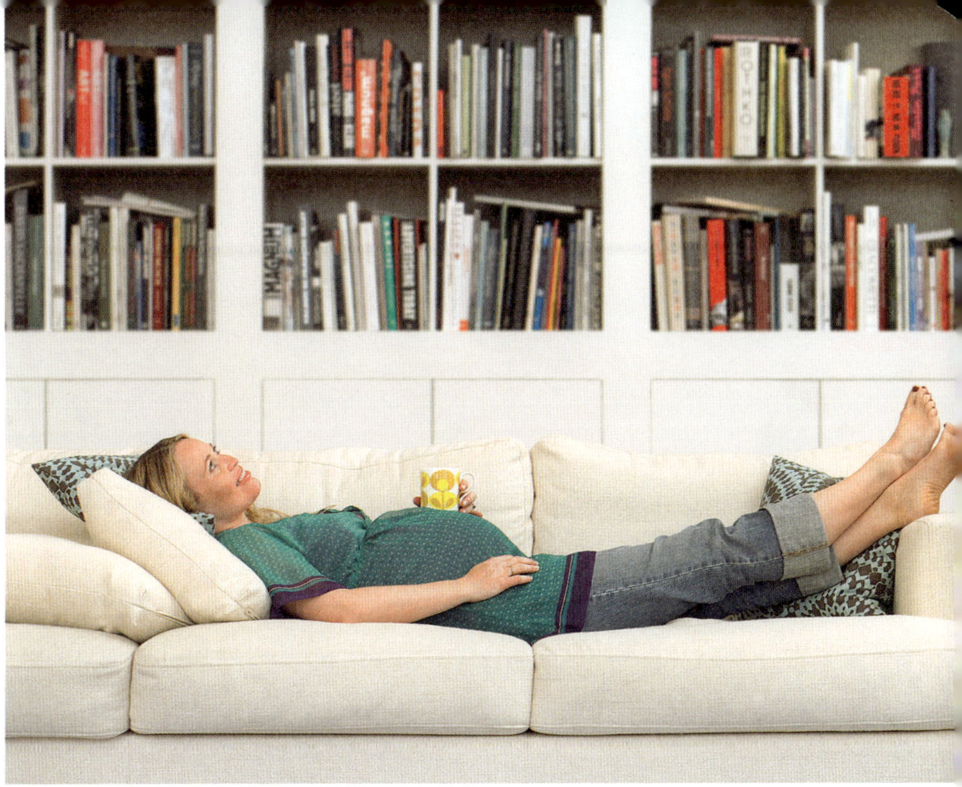

Sorgen Sie für regelmäßige Entspannungseinheiten mit hochgelagerten Beinen.

Das tut Beinen und Füßen gut

Auch die Haut Ihrer Beine braucht während Ihrer Schwangerschaft gute Pflege, denn gerade an den Oberschenkeln und am Po können ebenfalls Dehnungsstreifen entstehen. Deshalb: Gönnen Sie sich nach dem Duschen oder Baden auch an diesen Körperpartien eine sorgfältige Creme- oder Ölmassage.

Lagern Sie ihre Beine außerdem so oft wie möglich auf Kissen oder Polstern hoch, trinken Sie ausreichend Wasser und ungesüßte Tees und behandeln Sie Ihre Knöchel bei Bedarf mit kühlen Wickeln: Tauchen Sie dazu zwei dünne Hand- oder Mulltücher in kaltes Wasser mit zwei Esslöffeln Apfelessig. Anschließend wringen Sie die Tücher aus, legen sie längs zusammen und wickeln sie um Ihre Knöchel. Und dann: Beine hochlegen und entspannen!

WOHLTAT RÜCKENMASSAGE

Bei Rückenschmerzen ist eine Massage eine echte Wohltat. Auch so manches Stimmungstief lässt sich durch die liebevollen Berührungen lindern und Sie finden leichter in den Schlaf. Ein wunderbarer Liebesbeweis des werdenden Papas oder auch einer guten Freundin!

Hilfe bei Verspannungen

Solange Ihr Bauch Ihnen noch Platz lässt, können Sie sich auf einen Stuhl mit dem Bauch zur Lehne setzen. Legen Sie sich ein dickeres Kissen oben auf die Lehne, damit Sie Ihre Unterarme darauf abstützen können. Ihr Partner steht hinter Ihnen. Oder Sie setzen sich im Schneidersitz aufs Bett und Ihr Partner kniet hinter Ihnen.
Alle Streichungen werden mit sanftem Druck ausgeführt. Sie regen die Durchblutung sowie den Lymphfluss an.

So wird es gemacht

› Ihr Masseur verreibt das Massageöl zwischen seinen Händen, bis es körperwarm ist. Dann legt er seine beiden Hände flach auf Ihren unteren Rückenbereich und links und rechts neben Ihre Wirbelsäule. Durch leichtes Vorbeugen seines Oberkörpers gibt er nun einen leichten Druck auf seine Hände und streicht Ihren Rücken langsam nach oben in Richtung Ihres Nackens aus.

Und danach

› Im Anschluss an die Massage tut das Nachwärmen mit einem warmen Kirschkernkissen oder einer kuscheligen Wärmflasche gut. So wirkt die Entspannung noch tiefer.

TIPP

Entspannendes Massageöl

Zutaten:

5 Tropfen Lavendelöl (Apotheke)
5 Tropfen Neroliöl (Apotheke)
50 ml Mandelöl (Apotheke)

Zubereitung

Geben Sie die ätherischen Öle und das Mandelöl in eine kleine Schraubflasche, verschließen Sie diese und schütteln Sie alles gut durch. Bewahren Sie das Öl im Kühlschrank auf. Vor dem Massieren eine kleine Menge in die Handfläche geben und durch Reiben erwärmen.

Alles für Ihr Baby

Ob die Erstausstattung für Ihr Kleines oder die Einrichtung für das Babyzimmer – einige Anschaffungen erledigen Sie am besten ein paar Wochen vor dem errechneten Entbindungstermin.

Für einen guten Start

Dann sind Sie auf der sicheren Seite, falls Ihr Baby früher als geplant das Licht der Welt erblicken möchte. Zum anderen sind Sie nach der Geburt zu sehr mit Ihrem Baby und Ihrer Rückbildung beschäftigt, um sich um den Einkauf von Babykleidung oder Möbeln fürs Kinderzimmer zu kümmern. Schöne und gute erhaltene Babysachen erhalten Sie auch in darauf spezialisierten Second-Hand-Läden. Lassen Sie sich von der unten stehenden Auswahl inspirieren: Viel Spaß beim Einkaufen!

BABYS ERSTE GARDEROBE

Achten Sie beim Kauf der Babykleidung auf schadstofffreie Materialien:

- ☐ 3 bis 4 Flügelhemdchen oder Bodys (Größe 56 bis 62)
- ☐ 1 bis 2 wärmere Höschen aus weicher Schafwolle
- ☐ 4 bis 5 Strampler (Größe 56 bis 62)
- ☐ 5 bis 6 langärmelige T-Shirts oder leichte Pullis (oben zu knöpfen)
- ☐ 1 bis 2 Mützen, die die Ohren bedecken (Größe 34 und darunter)
- ☐ 2 bis 3 Schlafanzüge
- ☐ 2 bis 3 Paar Schurwollsöckchen
- ☐ 1 Jacke für draußen (Größe 56 bis 62) – je nach Jahreszeit
- ☐ 3 bis 4 Spucktücher
- ☐ 1 Schlafsack (dünn oder gefüttert – je nach Jahreszeit)

Praktisch und gemütlich: das Babyzimmer

Sollten Sie über ausreichend Platz in Ihrer Wohnung oder Ihrem Haus verfügen, wird Ihr Baby sein eigenes Zimmer bekommen, auch wenn es die ersten Wochen und Monate die meiste Zeit bei Ihnen ist. Das Zimmer für Ihr Neugeborenes muss nicht perfekt, dafür aber praktisch und altersgerecht eingerichtet sein.
Ideal für die nächsten Jahre sind:

› Fußbodenbeläge aus Kork, Laminat oder Holz,
› auch auf einem Teppich aus Naturfasern fühlt sich Ihr Krabbelkind wohl.

Grundsätzlich sollten Möbel fürs Kinderzimmer

› abgerundete Kanten,
› versenkbare Schrauben sowie
› pflegeleichte und widerstandfähige Oberflächen haben.

So halten sie auch später noch die wildesten Spiele aus und Ihr Kind ist vor Verletzungen sicher. Achten Sie der Gesundheit Ihres Kindes zuliebe beim Kauf der Möbel sowie bei der Auswahl der Stoffe, des Fußbodens und der Wandfarbe unbedingt auf Schadstofffreiheit.

Streichen Sie am besten im letzten Schwangerschaftsdrittel und mit Öko-Farbe.

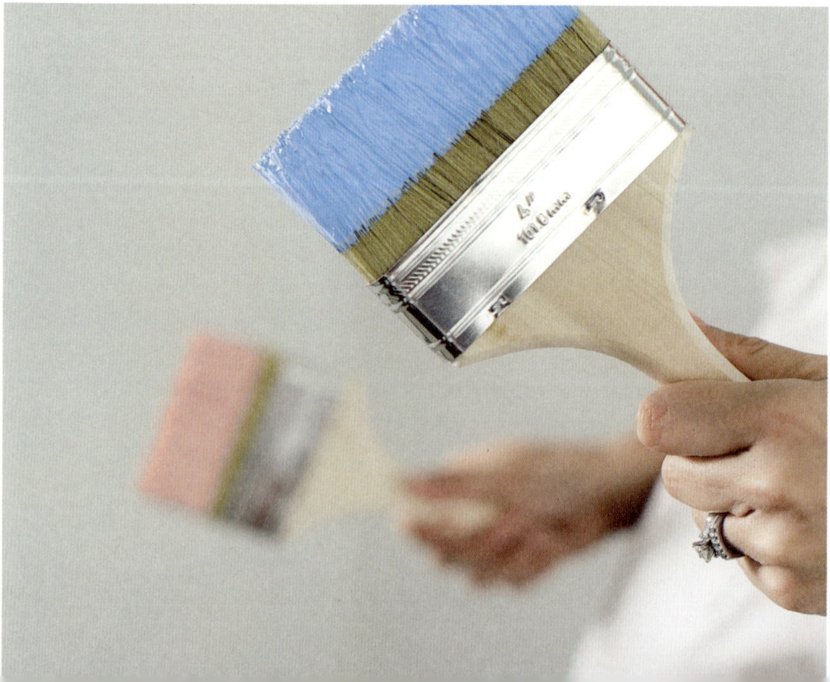

MÖBEL FÜR UNSER BABY

Schlafplatz:

- ☐ mobiler Stubenwagen oder Wiege für die ersten drei bis vier Monate
- ☐ Gitterbett mit höhenverstellbarem Lattenrost, abnehmbaren Seitenteilen (mit zwei herausnehmbaren Stäben auf einer Seite) und der Möglichkeit zur Bettverlängerung.
- ☐ Schutzpolster für das Kopfende und für die Bettseiten
- ☐ Matratze aus Latex oder Roßhaar, die unter dem Körpergewicht Ihres Kindes ein wenig nachgibt (bitte unbedingt auf Schadstofffreiheit achten)
- ☐ Saugfähige Nässeschutzauflage
- ☐ 3 bis 4 Spannbettlaken aus Baumwolle, 4 bis 6 dünne Mullwindeln für den Kopf (kein Kopfkissen!)
- ☐ 2 Schlafsäcke ohne Ärmel
- ☐ eine dünne Bettdecke

Zum Wickeln:

- ☐ Wickelkommode mit gepolsterter, abwaschbarer Auflage (Liegefläche: 70 mal 80 Zentimeter) und Seitenbegrenzungen. Die Höhe sollte so bemessen sein, dass Sie aufrecht stehend wickeln können (rückenschonend!). Alternativ: Aufsatz mit Auflage für die Badewanne.
- ☐ Schrank mit Türen und Schubladen
- ☐ wärmender Heizstrahler über der Wickelkommode
- ☐ Windeleimer mit Deckel
- ☐ Wegwerfwindeln in der Größe für Neugeborene oder 20 bis 30 Stoffwindeln und Überhosen
- ☐ eine Schüssel für warmes Wasser
- ☐ 6 bis 8 Waschlappen
- ☐ 4 bis 6 Handtücher oder Moltontücher als Auflage auf die Wickelfläche

Zum Baden:

- ☐ Babybadewanne oder Babybadeeimer (für Neugeborene)
- ☐ Badethermometer
- ☐ 2 bis 3 große Badetücher (zum Beispiel mit eingearbeiteter Kapuze)
- ☐ 3 bis 4 Waschlappen
- ☐ evtl. Babybadeöl

Für unterwegs

- ☐ Kinderwagen (auf Schadstofffreiheit und UV-Schutz achten sowie auf die richtige Höhe, sodass Sie Ihren Rücken beim Schieben entlasten).
- ☐ Babyschale für das Auto (mit Sicherheitsprüfsiegel »GS-Zeichen«)
- ☐ nach Belieben Tragehilfen (Tragetuch oder Tragesack)
- ☐ Wickeltasche

Wie soll unser Baby heißen?

Ihr Kind trägt seinen Namen ein Leben lang und der Vorname macht einen Teil seiner Person aus. Auf den nächsten Seiten finden Sie eine Auswahl schöner Mädchen- und Jungennamen.

Das sollten Sie bei der Namenswahl bedenken

Bei der Aussprache von Vor- und Zuname sollten Rhythmus und Klang stimmen. Deshalb: Wählen Sie zu einem langen Familiennamen einen kurzen Vornamen und umgekehrt. Sprechen Sie außerdem den Wunschnamen immer laut aus. Wie hört sich die Namenskombination aus Vor- und Nachnamen an?

Auch Intuition zählt: Welcher Name hört sich für Sie und Ihre Familie am besten an?

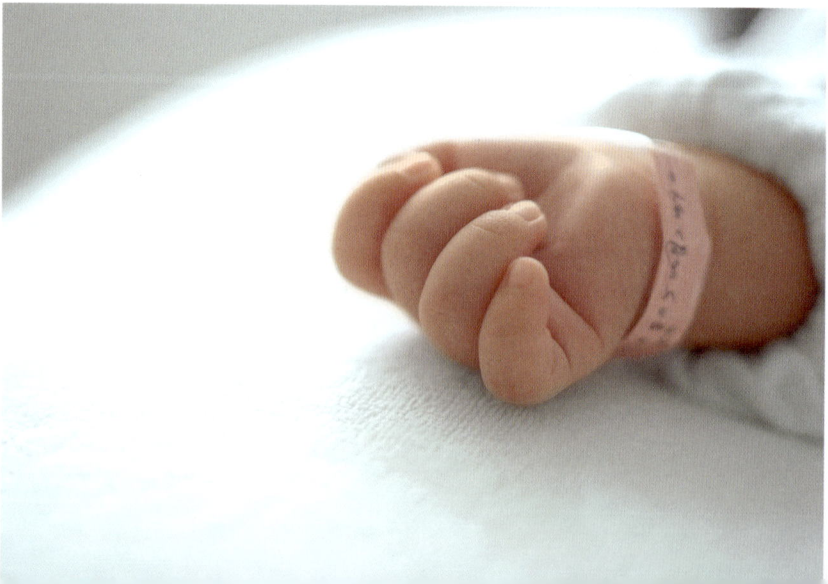

Jungennamen und ihre Bedeutung

A

Alexander (griech.) › *Verteidiger, Helfer, Schützer*
Andreas (griech.) › *tapfer, mannhaft*
Anton (lat.) › *der Unschätzbare, Abk. von Antonius*
Armin (germ.) › *der Held*
August/in (lat.) › *der Erhabene*
Aurelian (lat.) › *der Goldene*
Axel (nord.) › *von Alexander*

B

Bastian von Sebastian (griech.) › *der Verehrungswürdige*
Ben (hebr.) › *Sohn*
Benedikt (lat.) › *der Gesegnete*
Benjamin (hebr.) › *Sohn des Glücks*
Bero (ahdt.) › *Bär*
Boris (russ.) › *der Kämpfer*

C

Carsten › *von Christian*
Christian (lat.) › *zu Christus gehörend*
Christoph (lat.) › *Christophorus: Christus tragend*
Clemens (lat.) › *der Gnädige*
Constantin (lat.) › *der Standhafte*

D

Daniel (hebr.) › *Gott ist mein Richter*
Dario (ital.) › *Inhaber des Glücks*
David (hebr.) › *Liebling*
Dennis (frz.) › *dem Gott Dionysos geweiht*
Dominik/us (lat.) › *zum Herrn gehörend*

E

Elias (hebr.) › *Gott ist Jahwe*
Emanuel (hebr.) › *Gott mit uns*
Emil (lat.) › *der Eifrige*
Erasmus (griech.) › *der Liebenswürdige*
Erik/Erich (nord.) › *reich an Ehre*

F

Fabian/Fabio (lat.) › *aus dem Geschlecht der Fabier*
Felix (lat.) › *der Glückliche*
Florian (lat.) › *der Blühende*
Frank (germ.) › *der Franke, frei*
Frederik › *von Friedrich (ahdt.): Friede, mächtig*

G

Gabor (ungar.) › *Mann Gottes*
Gabriel (hebr.) › *Mann Gottes*
Gerrit › *von Gerhard (ahdt.): Speer, hart*
Georg (griech.) › *Landmann*
Glenn (irisch) › *enges Tal*
Gregor › *von Gregorius (griech.): der Wachsame*

H

Hans › *von Johannes (hebr.): Gott ist gnädig*
Heiko › *von Heinrich (ahdt.): Herr des Hofes, reich, mächtig*
Helge (nord.) › *der Geweihte*
Henri (ahdt.) › *Einfriedung, reich, mächtig*
Henrik › *von Heinrich*

I

Ilja (russ.) › *von Elias*
Immanuel (hebr.) › *Gott ist mit uns*
Isaac (hebr.) › *Gott lacht*
Ivo (altengl.) › *die Eibe*

J

Jan (russ., poln., niederl.) › *von Johannes*
Johannes (hebr.) › *Gott ist gnädig*
Jonas (hebr.) › *Taube*
Joshua (hebr.) › *Gott hilft*
Julian/us (lat.) › *aus dem Geschlecht der Julier*

K

Kai (ahdt.) › *Streit*
Kasimir (slaw.) › *Friede verkünden*
Kevin (engl., ir.) › *hübsch, anmutig*

L

Lars (nord.) › *von Laurentius (lat.): der Lorbeerbekränzte*
Leander (griech.) › *Mann, Volk*
Lennart › *von Leonhard (lat., ahdt.): Löwenherz*
Leon (lat.) › *Löwe*
Luca (ital.) › *von Lukas (griech.): der Mann aus Lukanien*
Luis › *von Ludwig (ahdt.): berühmt*

M

Manuel › *von Emanuel (hebr.): Gott mit uns*
Marc/o › *von Markus (lat.): der Kriegerische*
Marcel (frz.) › *von Markus*
Markus (lat.) › *der Kriegerische*
Marlon (kelt.) › *kleiner Falke*
Martin (lat.) › *der Kämpfer, Streiter, Krieger*
Marvin (ahdt.) › *berühmter Freund*
Matthias (hebr.) › *Geschenk Gottes*
Maximilian (lat.) › *der Größte*
Michael (hebr.) › *Wer ist wie Gott?*
Moritz (lat.) › *Mohr*

N

Nathan (hebr.) › *gegebenes Geschenk Gottes*
Niklas (griech.) › *Sieger, Volk*
Niels/Nils › *von Nikolaus (griech.): der Siegreiche*
Nino (ital). › *von Giovanni (dt. Johannes)*
Noah (hebr.) › *Trost, Ruhe*
Noel (frz.) › *Weihnachten*

O

Ole (nord.) › *von Olaf: Erbe*
Oliver (frz., lat.) › *der Ölbaumpflanzer*
Orlando (ital.) › *Ruhm und glänzend*
Oskar (ahdt.) › *Gott, Speer*

P

Pascal (lat.) › *zu Ostern geboren*
Patrick › *von Patricius (lat.): der Edle, der Patrizier*
Paul › *von Paulus (lat.): der Kleine*
Peter › *von Petrus (lat., griech.): Felsen*
Philipp/Philippus (griech.) › *der Pferdefreund*

Q

Quentin (lat.) › *der Fünfte*
Quirin (lat.) › *Lanzenschwinger*

R

Rainer (ahdt.) › *Rat, Heer*
Ralf (ahdt.) › *Ratgeber, Wolf*
Raphael (hebr.) › *Gott heilt*
René (frz.) › *der Wiedergeborene*
Robert › *von Rupert (ahdt.): Ruhm, glänzend*

S

Sascha (russ.) › *von Alexander*
Sebastian (griech.) › *der Verehrungswürdige*
Simon (hebr.) › *Gott hat erhört*
Stefan › *von Stephanus (griech.): der Bekränzte, Krone*
Sven (nord.) › *junger Mann, Krieger*

T

Thilo (ahdt.) › *Volk*
Thomas (hebr.) › *der Zwillingsbruder*
Tim/o › *von Dietmar (ahdt.): Volk, berühmt, oder Timotheus (griech.): der Gott ehrt*
Tobias (hebr.) › *Gott ist gut*
Tristan (kelt.) › *Waffengeklirr*

U

Udo › *von Ulrich (ahdt.) Heimat, reich*
Ulf (nord.) › *von Wolf*
Ulrich (germ.) › *der reiche Herrscher*
Uwe (ndt.) › *Besitz*

V, W

Valentin (lat.) › *der Kräftige, Gesunde*
Viktor (lat.) › *der Sieger*
Volker (ahdt.) › *Volk, Heer*
Woltje (ahdt.) › *Beherrscher des Heeres*
Wendelin › *von Wendelbert (ahdt.): von Vandalen*

X,Y,Z

Xaver (span.) › *Vor- und Beiname*
Yves (frz.) › *Gott ist gnädig*
Zacharias (hebr.) › *der Herr hat sich meiner erinnert*
Zeno (griech.) › *Geschenk des Zeus*

Mädchennamen und ihre Bedeutung

A
Amelie (ahdt.) › *tapfer*
Anabel › *Anmut, Schönheit*
Anna/e (hebr.) › *die Begnadete*
Anouk (slaw.) › *von Anna*

B
Barbara (griech.) › *die Fremde*
Bea › *von Beatrice*
Bianca (ital.) › *die Weiße*

C
Carina (ital.) › *die Hübsche*
Carmen (span.) › *Jungfrau Maria*
Charlotte (frz.) › *von Karla*
Christina/e (lat.) › *Anhängerin Christi*

D
Daria (lat.) › *Inhaberin des Guten*
Davida (hebr.) › *geliebt*
Diana (lat.) › *Göttin der Jagd*

E
Eleonora/e (arab.) › *Gott ist mein Licht*
Emilia › *von Emil (lat.): die Eifrige*
Emma (ahdt.) › *gewaltig*
Eva/i (hebr.) › *Mutter alles Lebenden*

F
Farah (arab.) › *die Freude*
Felizitas (lat.) › *die Glückselige*
Fiona (kelt.) › *die Hübsche, Blonde*

G
Gabriela/e (lat.) › *Frau Gottes*
Georgia › *von Georg*
Greta › *von Margareta*

H
Hannah (hebr.) › *die Anmutige*
Helena/e (griech.) › *die Glänzende*
Henrike (schwed.) › *Einfriedung, reich*

I
Ida (ahdt.) › *Frau*
Ina › *von Katharina*
Isabel (hebr.) › *die Unberührte*

J
Joelle (frz.) › *von Joel*
Johanna (hebr.) › *Gott ist gnädig*
Jolanda (griech.) › *Veilchen*
Julia/e (lat.) › *zu den Juliern gehörig*

K
Karin (nord.) › *von Katharina*
Karla (ahdt.) › *die Freie*
Katharina/e (griech.) › *die Reine*
Klara (lat.) › *hell, leuchtend*

L
Lara (russ.) › *von Laura*
Larissa (russ.) › *Frau aus Larissa*
Lea (hebr.) › *die sich vergeblich abmüht*
Leonie › *von Eleonore*

M

Maja (lat.) › *Name der römischen Göttin des Wachstums*
Maria/e (griech.) › *abgeleitet vom hebr. Mirjam: die Widerspenstige*
Mia (hebr.) › *Gottesgeschenk*

N

Natalia/e › *die zu Weihnachten Geborene*
Nikola (griech.) › *Siegerin über das Volk*
Noemi (hebr.) › *Freude*

O

Olivia (lat.) › *Ölbaum*
Ophelia (griech.) › *die Hilfe*

P

Paula, Pauline (lat.) › *die Kleine*
Philine (griech.) › *liebreich, liebkosen*
Phoebe (griech.) › *die Strahlende*
Pia (lat.) › *die Fromme*

R

Ramona (span.) › *Rat, Beschluss*
Regina (lat.) › *die Königin*
Ronja (altpers.) › *die Glänzende*
Ruth (hebr.) › *Freundschaft*

S

Sabina/e (lat.) › *die Sabinerin*
Sara/h (hebr.) › *die Herrin*
Simone (hebr.) › *Geschenk der Erhörung*
Sophia/e (griech.) › *die Lebensweisheit*

T

Tanja/Tatjana (russ.) › *Bedeutung bezieht sich auf einen Sabinerkönig*
Tessa › *von Theresia, Felizitas*
Thea › (griech.) *die Göttliche*
Theodora › (griech.) *Gottesgeschenk*

U

Ulrike (ahdt.) › *Herrscherin über das Geerbte*
Ursula (lat.) › *die kleine Bärin*
Uta/e › *von Oda = weibl. Form von Otto (ahdt.): Besitz*

V

Valentina/e (lat.) › *die Kräftige, Gesunde*
Vanessa (engl.) › *Name einer Schmetterlingsart*
Verena (lat.) › *sich scheuen*
Viola (lat.) › *das Veilchen*

W

Wanda (slaw.) › *aus dem Wendland*
Wenke (norw.) › *Freund, berühmt*
Wiebke (nord.) › *Kampf*

X, Y, Z

Xandra › *von Alexandra*
Xenia (griech.) › *die Gastfreundliche*
Yara (arab.) › *Göttin des Wassers*
Yvonne (frz.) › *von Ivo*
Zoe (griech.) › *das Leben*

MÄDCHENNAMEN

Meine Lieblings-Mädchennamen

Papas Lieblings-Mädchennamen

Diese Namen gefallen uns am besten:

Warum wir sie mögen:

So sollst du heißen:

(Vorname/n)

(Nachname)

JUNGENNAMEN

Meine Lieblings-Jungennamen

Papas Lieblings-Jungennamen

Diese Namen gefallen uns am besten:

Warum wir sie mögen:

So sollst du heißen:

(Vorname/n)

(Nachname)

Finanzielle Hilfen für Familien

Der Staat unterstützt Familien von Geburt jedes Kindes an. Welche Hilfen es gibt und wie Sie sie in Anspruch nehmen können, erfahren Sie auf den folgenden Seiten.

Das Elterngeld

Das Elterngeld erhalten Sie zwölf Monate lang von Geburt Ihres Kindes an. Es wird um zwei weitere Monate verlängert, wenn auch Ihr Partner Elternzeit (siehe Seite 147) nimmt. Die Aufteilung ist flexibel. In den ersten sieben Monaten kann das Elterngeld von beiden Partnern gemeinsam bezogen werden.

Wer bekommt es?

› Mütter und Väter mit Erstwohnsitz in Deutschland
› StudentInnen und Auszubildende
› Alle Eltern, die befristet im Ausland arbeiten sowie jeder EU-Bürger mit einem Erstwohnsitz in Deutschland
› Nicht-EU-Bürger, sobald sie dauerhaft in Deutschland leben und einer Beschäftigung nachgehen (Niederlassungserlaubnis oder Aufenthaltserlaubnis plus Nachweis einer Arbeitsstelle)
› Bei Trennung oder Scheidung der Elternteil, bei dem das Kind lebt.

Wie hoch ist das Elterngeld?

› Das Elterngeld beträgt 67 Prozent des durchschnittlichen Netto-Einkommens der letzten zwölf Monate vor der Geburt von dem Elternteil, der sich nach der Geburt zu Hause um das Kind kümmert.

- Schüler, Studenten, Arbeitslose und Hausfrauen erhalten den Mindestbetrag von 300 Euro im Monat.
- Gutverdienende (bis 3400 Euro netto monatlich) erhalten bis zu 1800 Euro.
- Geringverdienende (bis 1000 Euro netto monatlich) erhalten für je 20 Euro, die ihr vorheriger Verdienst unter 1000 Euro lag, einen Prozentpunkt mehr Elterngeld. Wer zum Beispiel als Minijobber durchschnittlich 320 Euro verdient hat, bekommt als Elterngeld dieselbe Summe.

BABYS GEBURTSURKUNDE

So bekommen Sie das erste Dokument für Ihr Baby

Die Anmeldung erfolgt immer beim zuständigen Standesamt am Geburtsort des Kindes. In manchen Fällen übernimmt auch die Klinik den Behördengang. Erkundigen Sie sich dazu vorher und halten Sie alle nötigen Unterlagen bereit.

Zur Ausstellung der Geburtsurkunde benötigt das Standesamt von verheirateten Paaren:

- ☐ eine Geburtsbescheinigung der Klinik
- ☐ Personalausweis
- ☐ eine beglaubigte Abschrift aus dem Familienbuch über die Eheschließung
- ☐ die Geburtsurkunden der Ehepartner
- ☐ eine Vornamensanzeige, die von beiden Eltern unterschrieben ist (erhalten Sie im Krankenhaus)
- ☐ Geburtsurkunden älterer Kinder
- ☐ Geld für die Gebühren

Unverheiratete Paare benötigen zusätzlich:

- ☐ eine vom Partner unterschriebene Anerkennung der Vaterschaft

Die Geburtsurkunde benötigen Sie:

- ☐ für die Anmeldung Ihres Kindes bei Ihrer Krankenkasse
- ☐ für den Antrag auf Kindergeld bei der Familienkasse der zuständigen Arbeitsagentur
- ☐ für den Eintrag auf der Lohnsteuerkarte beim Einwohnermeldeamt
- ☐ für den Antrag auf Elterngeld
- ☐ für das Sozialamt, sofern Arbeitslosengeld bezogen wird

Wie viel Geld gibt es bei Mehrlingen?

Bei Mehrlingsgeburten erhalten Sie für ein Kind das volle Elterngeld, für jedes zweite und weitere Kind 300 Euro. Einen Geschwisterbonus von zehn Prozent gibt es zusätzlich, wenn Sie entweder schon ein Kind haben, das sein drittes Lebensjahr noch nicht vollendet hat, oder wenn Sie schon zwei oder mehr Kinder haben, die noch nicht sechs Jahre als sind.

Wo beantrage ich Elterngeld?

Den Antrag erhalten Sie, sobald Sie die Geburtsurkunde (im Original!) Ihres Kindes bei Ihrer Stadt- oder Gemeindeverwaltung auf dem Standesamt einreichen. Dort wird man Ihnen auch die jeweilige Adresse mitteilen, an die Sie Ihren Antrag schicken müssen. Denn jedes Bundesland hat eine eigene dafür zuständige Behörde. Adressen der zuständigen Behörden finden Sie auch in der Broschüre »Elterngeld und Elternzeit« vom Bundesfamilienministerium (www.bmfsfj.de zum Herunterladen oder Bestellen, auch unter www.elterngeld.de).

BABY ANMELDEN!

Das brauchen wir für die Anmeldung unseres Babys bei der Krankenversicherung:

- [ ] Bei der Krankenkasse, bei der der berufstätige beziehungsweise höher verdienende Elternteil versichert ist. Dazu vorab die Krankenkasse telefonisch oder per E-Mail benachrichtigen.
- [ ] Dann erhalten Sie ein Formular, das Sie ausfüllen und zusammen mit der Geburtsurkunde des Kindes bei Ihrer Kasse einreichen.

Nach etwa 14 Tagen erhalten Sie für Ihr Baby eine eigene Krankenversicherungskarte.

Termin: Nach der Geburt

Das brauchen wir für die Anmeldung des Babys beim Einwohnermeldeamt:

- [ ] unsere beiden Personalausweise oder Pässe
- [ ] Lohnsteuerkarte (bei Änderungen auch die des Ehepartners)
- [ ] Geburtsurkunde des Kindes
- [ ] ggf. Vaterschaftsanerkennung

Die Elternzeit

Berufstätige können sich bei Arbeitsplatzgarantie beurlauben lassen und sich 36 Monate lang um ihr/e Kind/er kümmern. Das gilt für alle Mütter und Väter. Getrennt lebende Eltern können beide Elternzeit nehmen.

Wie beantrage ich Elternzeit?

Bei Ihrem Arbeitgeber müssen Sie sieben Wochen vor dem gewünschten Termin schriftlich einen entsprechenden Antrag stellen. Er hat dann vier Wochen Zeit, um ihn zu genehmigen (schriftliche Genehmigung erforderlich).

Für welchen Zeitraum kann ich Elternzeit beanspruchen?

Von der Geburt bis zum dritten Geburtstag Ihres Kindes können Sie die Elternzeit in Anspruch nehmen. Bei Müttern wird die Zeit des Mutterschutzes (siehe Seite 148) von der Elternzeit abgezogen. Zwölf Monate können Sie sich aufsparen und mit dem Einverständnis des Arbeitgebers bis zum achten Geburtstag Ihres Kindes nehmen.

Wie kann ich die Elternzeit einteilen?

Im Grunde beliebig. Sie können nur für ein bis zwei Monate, für ein halbes Jahr oder gleich für drei Jahre Elternzeit nehmen. Doch Achtung: Wenn Sie nur ein Jahr oder weniger beantragen, bedeutet das allerdings, dass Sie auf den Rest verzichten!

So planen wir die Einteilung der Elternzeit:

Mutter: Vom ______________ bis ______________

Vater: Vom ______________ bis ______________

Zeitpunkt der Antragstellung: ______________

Der Mutterschutz und das Mutterschaftsgeld

Alle schwangeren Frauen in einer Festanstellung sowie Teilzeitbeschäftigte, Auszubildende mit Vertrag sowie Hausangestellte oder Heimarbeiterinnen fallen unter das Mutterschutzgesetz. Die Regelung gilt nicht für Selbstständige, Geschäftsführerinnen, Freiberuflerinnen oder Studierende. Für Beamtinnen gelten gesonderte Regeln. Informationen erhalten Sie beim Bundesministerium für Justiz oder unter www.gesetze-im-internet.de).

Wann melde ich Mutterschutz an?

Sobald Sie Ihrem Arbeitgeber mitteilen, dass Sie schwanger sind, gilt für Sie das Mutterschutzgesetz. Die genauen Regelungen zu den Arbeitsbedingungen für schwangere Mütter können Sie in der Broschüre »Leitfaden zum Mutterschutzgesetz« vom Bundesfamilienministerium (www.bmfsfj.de) nachlesen. Vom Zeitpunkt Ihrer Meldung bis vier Monate nach der Geburt Ihres Babys stehen Sie unter Kündigungsschutz.

Was versteht man unter »Schutzfrist«?

Die Schutzfrist für Mütter beläuft sich auf sechs Wochen vor der Entbindung und acht Wochen danach (nach Vorlage eines Attests vom Frauenarzt beim Arbeitgeber). Bei Frühgeburten oder Mehrlingen kann sich die Frist auf zwölf Wochen nach der Geburt verlängern. Hierzu ist die Vorlage eines ärztlichen Attests nötig. Wenn Sie nach dem Mutterschutz wieder arbeiten, dürfen Sie mindestens zweimal eine halbe Stunde Stillpause während Ihrer Arbeitszeit einlegen.

Wer erhält Mutterschaftsgeld?

Wer in einer gesetzlichen Krankenkasse mit Anspruch auf Krankengeld versichert ist, kann dort sieben Wochen vor dem Geburtstermin einen Antrag auf Mutterschaftsgeld stellen (Attest vom Frauenarzt beifügen!). Die Höhe wird nach dem Lohn pro Kalendertag berechnet, übersteigt aber nicht mehr als 13 Euro pro Tag. Wenn Ihr Nettolohn 390 Euro im Monat übersteigt, muss Ihr Arbeitgeber entsprechende Zuschüsse zahlen. Mutterschaftsgeld erhalten Sie 14 Wochen lang. Minijobberinnen erhalten eine Einmalzahlung bis 210 Euro vom Bundesversicherungsamt. Sollten Sie privat versichert sein, erkundigen Sie sich bitte bei Ihrer Kasse .

	ARZT/HEBAMME	KURSE & TERMINE	SONSTIGES
SSW 17	*- Hebamme suchen*	*- Spätestens jetzt in Geburtsklinik/Geburtshaus*	*- Elternzeit planen und Arbeitgeber darüber*
		anmelden!	*informieren*
			- Evtl. Tagesbetreuung für Baby suchen
SSW 18	*- 3. Vorsorgeuntersuchung*		
	- Termin für 4. Vorsorge vereinbaren		
SSW 19			
SSW 20		*- Spätestens jetzt für Geburtsvorbereitungskurs*	
		anmelden	

	ARZT/HEBAMME	KURSE & TERMINE	SONSTIGES
SSW 21			
SSW 22	*- 4. Vorsorgeuntersuchung*		
	- Termin für 5. Vorsorge vereinbaren		
SSW 23			
SSW 24			

	ARZT/HEBAMME	KURSE & TERMINE	SONSTIGES
SSW 25		- *Beginn Geburtsvorbereitungskurs*	
SSW 26	- *5. Vorsorgeuntersuchung*		
	- *Termin für 6. Vorsorge vereinbaren*		
SSW 27			
SSW 28			

	ARZT/HEBAMME	KURSE & TERMINE	SONSTIGES
SSW 13		- In Geburtsklinik/ Geburtshaus anmelden	- Krankenkasse anrufen wegen Einzelzimmer
		- Arbeitgeber informieren (Attest)	- Vaterschaftsanerkennung (bei nicht-verheirateten
			Paaren) eintragen lassen
SSW 14			
SSW 15	- 2. Vorsorgeuntersuchung		
	- Termin für 3. Vorsorge vereinbaren		
SSW 16			

	ARZT/HEBAMME	KURSE & TERMINE	SONSTIGES
SSW 9			
SSW 10			
SSW 11	*- 1. Vorsorgeuntersuchung mit Ultraschall*	*Geburtsvorbereitungskurs buchen*	
	- Termin für 2. Vorsorge vereinbaren		
	- Attest für Arbeitgeber ausstellen lassen		
SSW 12			

	ARZT/HEBAMME	KURSE & TERMINE	SONSTIGES
SSW 29			*- Erstlingsausstattung besorgen*
			- Kliniktasche packen
SSW 30	*- 6. Vorsorgeuntersuchung*		
	- Termin für 7. Vorsorge vereinbaren		
SSW 31			
SSW 32			

	ARZT/HEBAMME	KURSE & TERMINE	SONSTIGES
SSW 33		*- Antrag für Mutterschafts-geld bei Krankenkasse*	
		stellen (Attest)	
		- Antrag für Elternzeit beim Arbeitgeber einreichen	
SSW 34	*- 7. Vorsorgeuntersuchung*		
	- Termin für 8. Vorsorge vereinbaren		
SSW 35		*- Beginn des Mutterschutzes*	
SSW 36	*8. Vorsorgeuntersuchung*		
	- Termin für 9. Vorsorge vereinbaren		

	ARZT/HEBAMME	KURSE & TERMINE	SONSTIGES
SSW 5			
SSW 6	*- Erstvorstellung*		
	- Termin für 1. Vorsorge vereinbaren		
SSW 7			
SSW 8			

	ARZT/HEBAMME	KURSE & TERMINE	SONSTIGES
SSW 1			- *Schwangerschaftstest, Urintest*
SSW 2			
SSW 3			
SSW 4	- *Termin für die Erstvorstellung beim Frauenarzt*		
	vereinbaren		

	ARZT/HEBAMME	KURSE & TERMINE	SONSTIGES
SSW 37			
SSW 38	*- 9. Vorsorgeuntersuchung*		
	- Termin für 10. Vorsorge vereinbaren		
SSW 39			
SSW 40	*- 10. Vorsorgeuntersuchung*		

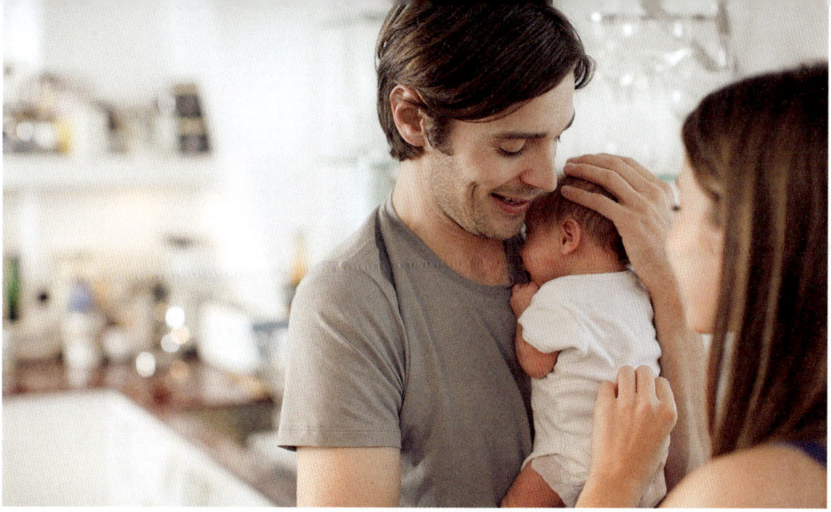

Auch der Staat sorgt für jedes Neugeborene und dessen Eltern.

Das Kindergeld und der Kinderzuschlag

Ab der Geburt Ihres ersten Kindes erhalten Sie zurzeit monatlich für Ihre ersten zwei Kinder je 184 Euro, für das dritte Kind 190 Euro und für jedes weitere 215 Euro bis zum 18. Lebensjahr der Kinder. Aktuelle Infos erhalten Sie unter www.arbeitsagentur.de. Sollte das Kind dann noch in der Ausbildung sein, verlängert sich die Zahlung unter Vorlage entsprechender Nachweise bis maximal zur Vollendung des 25. Lebensjahres. Entsprechende Antragsformulare erhalten Sie bei den Familienkassen der zuständigen Arbeitsagenturen.

Geringverdiener (unter 1000 Euro netto/Monat) erhalten auf Antrag 36 Monate lang einen Zuschuss von höchstens 140 Euro pro Kind im Monat. Unterhaltszahlungen für ein Kind (nach einer Trennung oder Scheidung) werden vom Kinderzuschlag abgezogen. Bei Bezug von Arbeitslosengeld oder Sozialhilfe entfällt der Kinderzuschlag.

WICHTIG

So viel Elterngeld erhalte ich pro Monat:

________ € bis zum ________

So viel Mutterschaftsgeld erhalte ich pro Monat:

________ € bis zum ________

So viel Kindergeld erhalte ich pro Monat:

________ € bis zum ________

DIESE PAPIERE BENÖTIGE ICH

- [ ] **Mutterschutz:** Attest vom Frauenarzt nach sicherer Feststellung Ihrer Schwangerschaft bei Ihrem Arbeitgeber abgeben
Termin: Ende des dritten Schwangerschaftsmonats

- [ ] **Mutterschaftsgeld:** Antrag bei der Krankenkasse stellen und Attest vom Frauenarzt beifügen
Termin: Sieben Wochen vor voraussichtlichem Geburtstermin

- [ ] **Elternzeit:** Mit dem Partner entsprechend vereinbaren und dann schriftlichen Antrag beim Arbeitgeber einreichen
Termin: Sieben Wochen vor gewünschtem Beginn der Elternzeit

- [ ] **Geburtsurkunde unseres Babys:** Anmeldung beim zuständigen Standesamt mit:
› Stammbuch oder Heiratsurkunde
› bei nicht verheirateten Paaren beide Geburtsurkunden
› Anerkennung der Vaterschaft
Termin: Nach der Geburt

- [ ] **Elterngeld:** Bei der Gemeinde- oder Stadtverwaltung folgende Dokumente einreichen:
› Antragsformular (von der Gemeinde- oder Stadtverwaltung), das von beiden Eltern unterschrieben ist oder von dem Elternteil, der das Sorgerecht hat
› Geburtsurkunde des Kindes (im Original)
› Bescheinigung der Krankenkasse über Mutterschaftsgeldzahlungen
› Bescheinigung des Arbeitgebers über Zuschuss zum Mutterschaftsgeld nach der Entbindung
› Einkommenserklärung oder Lohn- und Gehaltsbescheinigungen
Termin: Nach der Geburt

- [ ] **Kindergeld:** Bei der Familienkasse der zuständigen Arbeitsagentur folgende Dokumente einreichen:
› Antragsformular (Familienkasse)
› Geburtsurkunde des Babys
Termin: Nach der Geburt

- [ ] **Kinderzuschlag:** Bei der Familienkasse der zuständigen Arbeitsagentur müssen Sie dazu folgende Dokumente einreichen:
› Antragsformular
› Verdienstnachweis
Termin: Nach der Geburt

Steuern und Versicherungen

Sind beide Eltern in einer gesetzlichen Krankenkasse versichert, kann ein Kind bis zum 18. Lebensjahr beitragsfrei mitversichert werden. Ist ein Elternteil privat versichert oder verdient mehr als der gesetzlich versicherte Partner, müssen Sie auch Ihr Kind privat versichern. Erkundigen Sie sich bei Ihrer Krankenkasse nach den entsprechenden Regelungen.

Steuererleichterungen für Eltern

Alleinerziehende und Paare, die Vollzeit arbeiten, können zwei Drittel der Kinderbetreuungskosten nach Vorlage entsprechender Nachweise beim Finanzamt absetzen. Dies ist bis zu 4000 Euro pro Jahr und Kind (unter 14 Jahren) möglich. Paare, bei denen ein Partner die Kinder zu Hause betreut, können für ihre drei- bis sechsjährigen Kinder Betreuungskosten in gleicher Höhe geltend machen. Alleinerziehenden steht außerdem ein Entlastungsbeitrag (in Höhe von 1308 Euro) zu, der von der Lohnsteuer abgezogen wird.
Infos erhalten Sie bei den zuständigen Finanzämtern, beim Steuerberater, den Lohnsteuerhilfestellen oder im Internet unter www.elsteronline.de oder unter www.bundesfinanzministerium.de.

Sicherheit und Geborgenheit können nur Sie Ihrem Baby schenken.

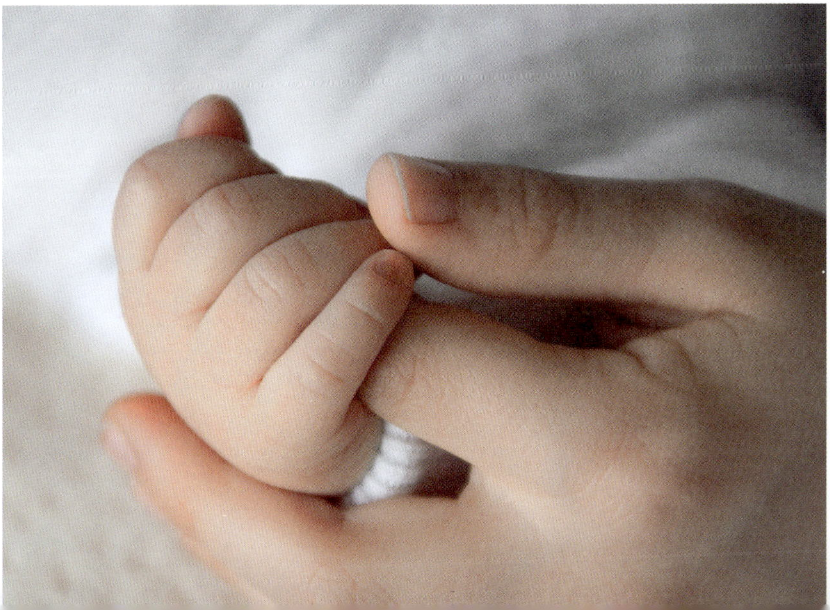

Register

L

M

N

O

P

R

S

Bücher, die weiterhelfen

Mama-Food: die beste Ernährung in Schwangerschaft & Stillzeit
Anne Iburg. Trias

Schwangerschaft und Geburt
Sheila Kitzinger. Dorling Kindersley

Ein Kind entsteht
Lennart Nilsson. Goldmann

Meine Schwangerschaft Woche für Woche
Lesley Regan. Dorling Kindersley

Ich bekomme ein Baby! Eine liebevolle Beziehung von Anfang an
Miriam Stoppard. Dorling Kindersley

Mama to go
Silke R. Plagge

Schwangerschaftskalender
Annette Nolden

Das große GU-Babybuch
Manfred Praun, Birgit Gebauer-Sesterhenn

Das Papa-Handbuch
Eberhard Schäfer, Robert Richter

Schwangerschaft und Geburt
Dr. med. Thomas Villinger, Birgit Gebauer-Sesterhenn

Bücher aus dem GRÄFE UND UNZER VERLAG

Yoga in der Schwangerschaft
Patricia Thielemann-Kapell

Quickfinder Babys erstes Jahr
Silvia Höfer

Hebammen Gesundheitswissen
Silvia Höfer, Nora Szàsz

300 Fragen zur Schwangerschaft
Dr. med. Brigitte Holzgreve

Stillen
Elizabeth Hormann, Márta Guóth-Gumberger

Das große Buch zur Schwangerschaft
Franz Kainer, Annette Nolden

Wichtiger Hinweis

Die Gedanken, Methoden und Anregungen in diesem Buch stellen die Meinung bzw. Erfahrung der Autorin dar. Sie wurden von der Autorin nach bestem Wissen erstellt und mit größtmöglicher Sorgfalt geprüft. Sie bieten jedoch keinen Ersatz für persönlichen kompetenten medizinischen Rat. Jede Leserin, jeder Leser ist für das eigene Tun und Lassen auch weiterhin selbst verantwortlich. Weder Autorin noch Verlag können für eventuelle Schäden, die aus den im Buch gegebenen praktischen Hinweisen resultieren, eine Haftung übernehmen.

Impressum

Projektleitung: Sarah Schocke
Lektorat: Anna Cavelius
Bildredaktion: Henrike Schechter
Umschlaggestaltung und Layout: independent Medien-Design, Horst Moser, München
Herstellung: Markus Plötz
Satz: Christopher Hammond
Reproduktion: Longo AG, Bozen
Druck und Bindung: printed in China

Bildnachweis
Fotos: Corbis: S. 62, 64, 105; f1 online: Registerblatt 6, S. 95; Focus/SPL: S. 13, 29; Getty: Registerblatt 2, S. 24, 43, 79, 81, 98, 113, 131, 136, 149, 151; GU-Archiv: Leporello (Susanne Krauss); jump: Registerblatt 5, S. 55; Jupiter Images: S. 100; Look Foto: S. 20; Mauritius: S. 37, 89, 134; Picturepress: S. 50; plainpicture: Registerblatt 1; Stockfood: Registerblatt 3, Registerblatt 4
Illustrationen: Layla Nicole Helou: S. 122, 123, 124, 125; Nina Rode: Cover
Syndication: www.jalag-syndication.de

ISBN 978-3-8338-1842-4

5. Auflage 2014

www.facebook.com/gu.verlag

GRÄFE UND UNZER

Ein Unternehmen der
GANSKE VERLAGSGRUPPE

QUALITÄTS G|U GARANTIE

DIE GU-QUALITÄTS-GARANTIE

Liebe Leserin, lieber Leser,
wir möchten Ihnen mit den Informationen und Anregungen in diesem Buch das Leben erleichtern und Sie inspirieren, Neues auszuprobieren. Alle Informationen werden von unseren Autoren gewissenhaft erstellt und von unseren Redakteuren sorgfältig ausgewählt und mehrfach geprüft. Deshalb bieten wir Ihnen eine 100%ige Qualitätsgarantie. Sollten wir mit diesem Buch Ihre Erwartungen nicht erfüllen, lassen Sie es uns bitte wissen. Sie erhalten von uns kostenlos einen Ratgeber zum gleichen oder ähnlichen Thema.
Wir freuen uns auf Ihre Rückmeldung, auf Lob, Kritik und Anregungen, damit wir für Sie immer besser werden können.

GRÄFE UND UNZER Verlag
Leserservice
Postfach 86 03 13
81630 München
E-Mail:
leserservice@graefe-und-unzer.de

Telefon: 00800 / 72 37 33 33*
Telefax: 00800 / 50 12 05 44*
Mo–Do: 8.00–18.00 Uhr
Fr: 8.00–16.00 Uhr
(gebührenfrei in D, A, CH)*

Ihr GRÄFE UND UNZER Verlag
Der erste Ratgeberverlag – seit 1722.

Die GU-Homepage finden Sie im Internet unter www.gu.de

Adressen, die weiterhelfen

Deutschland:

Schwangerschaft und Geburt

Deutscher Hebammenverband e.V.
Gartenstr. 26, D-76133 Karlsruhe
www.hebammenverband.de

Bund freiberuflicher Hebammen Deutschlands e. V.
Kasseler Str. 1 a, D-60486 Frankfurt/Main
www.bfhd.de

Netzwerk der Geburtshäuser e. V.
Kasseler Str. 1 a, D-60486 Frankfurt/Main
www. geburtshaus.de

CARA e. V. Beratungsstelle zur vorgeburtlichen Diagnostik
Große Johannisstr. 110, D-28199 Bremen
www.cara-beratungsstelle.de

Infos über Nabelschnurblut

www.nabelschnurblut-info.de

Österreich:

Nanaya Beratungsstelle für natürliche Geburt und Leben mit Kindern
Zollergasse 37, A-1070 Wien
www.elternforum.at/nanaya

Österreichisches Hebammen-Gremium
Postfach 438, A-1060 Wien
www.hebammen.at

Schweiz:

Forum Geburt Schweiz
Herrengasse 4, CH-7000 Chur
www.forum-geburt.ch

Schweizer Hebammenverband
Rosenweg 25 c, CH-3000 Bern 23
www.hebamme.ch

Internetadressen:

Alles fürs Baby:
www.babywalz.com
www.babybutt.de
www.jako-o.de
www.my-windelshop.de
www.bio4baby.de
www.hessnatur.com

Mama- und Baby-Mode
www.bellybutton.de
www.esprit.com/maternity
www.hm.com
www.zara.com

Stillkissen, Tragetücher
www.theraline.de
www.didymos.de

Schwangerschaft und Geburt
www.geburtshaus.de
www.geburtskanal.de
www.dge.webplace.at
www.forum-geburt.ch
www.hebinfo.de